U0333303

中国医学临床百家

马全福 / 著

良性前列腺增生 马全福 2019 观点

科学技术文献出版社
SCIENTIFIC AND TECHNICAL DOCUMENTATION PRESS

·北京·

图书在版编目（CIP）数据

良性前列腺增生马全福2019观点 / 马全福著 . —北京：科学技术文献出版社，2019. 11

ISBN 978-7-5189-5730-9

Ⅰ . ①良… Ⅱ . ①马… Ⅲ . ①前列腺疾病—增生—防治 Ⅳ . ① R697

中国版本图书馆 CIP 数据核字（2019）第 141064 号

良性前列腺增生马全福2019观点

策划编辑：袁婴婴　　责任编辑：帅莎莎　袁婴婴　　责任校对：张吲哚　　责任出版：张志平

出 版 者　科学技术文献出版社

地　　　址　北京市复兴路 15 号　　　邮编　100038

编 务 部　(010) 58882938，58882087（传真）

发 行 部　(010) 58882868，58882870（传真）

邮 购 部　(010) 58882873

官方网址　www.stdp.com.cn

发 行 者　科学技术文献出版社发行　全国各地新华书店经销

印 刷 者　北京虎彩文化传播有限公司

版　　　次　2019 年 11 月第 1 版　2019 年 11 月第 1 次印刷

开　　　本　710×1000　1/16

字　　　数　84 千

印　　　张　9.5

书　　　号　ISBN 978-7-5189-5730-9

定　　　价　98.00 元

序
Preface

韩启德

欧洲文艺复兴后，以维萨利发表《人体构造》为标志，现代医学不断发展，特别是从 19 世纪末开始，随着科学技术成果大量应用于医学，现代医学发展日新月异，发生了根本性的变化。

在过去的一个世纪里，我国现代化进程加快，现代医学也急起直追。但由于启程晚，经济社会发展落后，在相当长的时期里，我国的现代医学远远落后于发达国家。记得 20 世纪 50 年代，我虽然生活在上海这个最发达的城市里，但是母亲做子宫切除术还要到全市最高级的医院才能完成；我患猩红热继发严重风湿性心包炎，只在最严重昏迷时用过一点青霉素。20世纪60—70年代，我从上海第一医学院毕业后到陕西农村基层工作，在很多时候还只能靠"一根针，一把草"治病。但是改革开放仅仅30多年，我国现代医学的发展水平已经接近发达国家。可以说，世界上所有先进的诊疗方法，中国的医生都能做，有的还做得更好。更为可喜的是，近年来我国医学界开始取得越来越多的原创性成果，在某些点上已经处于世界领先地位。中国医生已经不再盲从发达国家的疾病诊疗指南，而能根据我们自己的经验和发现，根据我国自己的实际情况制定临床标准和规范。我们越来越有自己的东西了。

要把我们"自己的东西"扩展开来，要获得越来越多"自己的东西"，就必须加强学术交流。我们一直非常重视与国外的学术交流，第一时间掌握国外学术动向，越来越多地参与国际学术会议，有了"自己的东西"也总是要在国外著名刊物去发表。但与此同时，我们更需要重视国内的学术交流，第一时间把自己的创新成果和可贵的经验传播给国内同行，不仅为加强学术互动，促进学术发展，更为学术成果的推广和应用，推动我国医学事业发展。

我国医学发展很不平衡，经济发达地区与落后地区之间差别巨大，先进医疗技术往往只有在大城市、大医院才能开展。在这种情况下，更需要采取有效方式，把现代医学的最新进展以及我国自己的研究成果和先进经验广泛传播开去。

基于以上考虑，科学技术文献出版社精心策划出版《中国医学临床百家》丛书。每本书涵盖一种或一类疾病，由该疾病领域领军专家撰写，重点介绍学术发展历史和最新研究进展，并提供具体临床实践指导。临床疾病上千种，丛书拟以每年百种以上规模持续出版，高时效性地整体展示我国临床研究和实践的最高水平，不能不说是一个重大和艰难的任务。

我浏览了丛书中已经完稿的几本书，感觉都写得很好，既全面阐述了有关疾病的基本知识及其来龙去脉，又介绍了疾病的最新进展，包括笔者本人及其团队的创新性观点和临床经验，学风严谨，内容深入浅出。相信每一本都保持这样质量的书定会受到医学界的欢迎，成为我国又一项成功的优秀出版工程。

《中国医学临床百家》丛书出版工程的启动，是我国现代医学百年进步的标志，也必将对我国临床医学发展起到积极的推动作用。衷心希望《中国医学临床百家》丛书的出版取得圆满成功！

是为序。

作者简介
Author introduction

马全福，毕业于北京首都医科大学临床医学系，硕士研究生学历，主任医师，教授，研究生导师，文职二级，技术四级。从事泌尿外科和男科专业工作40年，侧重泌尿外科疑难疾病、男科疾病诊治，在肾移植及男科学方面有一定知名度。任中国人民武装警察部队总医院南楼三科主任、医疗技术专家委员会委员。1995年享受国务院政府特殊津贴。2004年和2009年获军队优秀专业技术人才津贴。

兼任国际亚健康协会生殖医学专业委员会主任委员，全国门急诊管理专业委员会秘书长，武警部队门诊管理专业委员会主任委员，全军科技干部考核命题委员会委员，武警部队专业技术职称评审委员会委员，中华医学会、北京市医学会、武警部队医疗事故鉴定委员会专家，武警部队评残专家委员会主任委员，中华宋庆龄国际基金会专家委员会委员，国际抗衰老医学研究会委员，中华医学会科学普及分会指导委员会专家等职务。担任《美国世界医院管理与临床杂志》副主编，《中国微创外科杂志》《临床泌尿外科杂志》《武警医学杂志》《中华保健医学杂志》《中华临床医生杂志（电子版）》《医学参考报》《中华灾害医学救援杂志》编委。

　　主编 11 部图书，其中《外生殖器疾病诊治图解》《良性前列腺增生与慢性前列腺炎》《前列腺疾病 99 个不易》《性病自我防治》《精索静脉曲张与男性不育症》《中老年性保健与健康长寿》《前列腺疾病防治专家谈》《现代医院门诊管理》《前列腺炎马全福 2019 观点》等著作有一定学术价值。参编专著 12 部，发表医学文章 200 篇，获省部级科技进步奖 21 项，其中一等奖 1 项、二等奖 7 项。获国家专利 4 项。2003 年北京市委市政府表彰为抗击"非典"先进个人，荣立三等功 2 次。被武警总部表彰为十大科技支边先进个人、尊干爱兵先进个人、优秀党务工作者。被武警总医院表彰为优秀党务工作者、科技先进工作者、白求恩杯先进个人等，被授予杰出贡献奖。

前 言

　　近 10 年来，由于信息网络化水平迅猛发展，医学新理论、新知识、新技术、新方法的更新周期迅速缩短。随着基因、蛋白、代谢组学、精准医学和设备的发展，免疫、内分泌、靶向、基因、微创治疗等项目不断开展，前列腺疾病诊断和治疗难点也逐渐被攻克。目前，前列腺的手术几乎均可通过微创或机器人的协助来完成，开创了前列腺手术的新时代。

　　近年来，随着人们生活水平的不断提高，人均寿命逐渐延长，良性前列腺增生的发病率明显上升，对中老年人健康的损害也日益严重，因而受到人们的广泛关注。按照国际标准，当一个地区 60 岁以上的人占人口总数的 10%，或 65 岁以上的人占人口总数的 7% 时，即进入老龄社会。我国将 60 岁以上的人称为老年人，自 20 世纪末已经进入老龄社会。2013 年我国 60 岁以上老年人突破 2 亿人，2015 年底达到 2.22 亿人，2016 年为 2.3 亿人，占总人口的 16.7%，2017 年底达到 2.41 亿人，以每年 1000 万人速度在增长，并且将持续 20 年之久。而且 80 岁以上高龄老人增长速度约为 65 岁以上全部老年人的 2 倍。良性前列腺增生的患病率，50 岁约 50%；60 岁约 60%；70 岁以上达 90%。伴随着良性前列腺增生的不断增加，前列腺癌发病率也逐渐增高。因此，我们要加强对前列腺疾病的预防和治疗，提高对良性前列腺增生的诊断、分类和量化水平，改进影像学对病理、炎症浸润、结节、肿瘤和癌前病变损伤的组织学空间分布诊断的准确性，帮助确定新的治疗靶点和策略，降低良性病变转为恶性的危险性。

目前，有关良性前列腺增生、慢性前列腺炎、前列腺癌的发病机制尚无明确研究结果，这三种疾病早期症状基本相似。临床泌尿外科医生对前列腺疾病的病因、诊断、治疗方法和评估存在广泛的学术争议。大多数研究证明，代谢综合征（向心性肥胖、高血压、高血糖、高血脂）等与良性前列腺增生的发生发展有关，仅有很少的研究认为代谢综合征与其完全不相关。良性前列腺增生与前列腺癌存在一定关系，有文献报道，良性前列腺增生是前列腺癌的危险因素，因而探讨良性前列腺增生、慢性前列腺炎与前列腺癌之间的相关性，对良性前列腺增生确切病因、发病机制的研究，如内分泌、免疫、神经生理等方面有一定的帮助。

本书根据出版社策划要求，避开繁琐的著书模式，采用标题即为观点的鲜明模式，重点参考了近 3 年来发表的有关前列腺疾病的新理论、新知识，以及临床治疗方面的新技术、新方法的相关文献，并结合自己的临床经验，本着"预防为主，早期诊断，正确治疗"的原则，分别介绍了良性前列腺增生的流行病学、临床特点、筛查与诊断、治疗现状，以及女性良性前列腺增生的诊断与治疗等，突出对良性前列腺增生新知识的理解及临床实践的应用，加强学术交流，方便读者查阅，以期推动本专业医学的发展与进步。

在人类发展的历史中，一个人对某种疾病的认识极其有限。每一本医学书都是在前辈们研究的基础上，作者用自己的临床实践和认识进行补充或证明。本书所谓"观点"，只是笔者根据自己的临床经验对某种疾病新信息、新技术、新观点进行的整合、分析与解读，并非前沿知识的综述与讲解。医学书的意义和生命因为读者而变得丰富多彩。愿此书对泌尿外科医生、中基层医务人员、医学生、患者及家属有所裨益与参考。

由于水平有限，对新知识理解和应用难免存在不全面和疏漏的地方，文中不妥和错误之处望各位读者批评指正，不吝赐教！

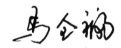

目 录
Contents

前列腺的应用解剖与生理功能 / 001

    1. 前列腺的解剖结构 / 001

    2. 前列腺的生理功能 / 009

良性前列腺增生的流行病学与病因学 / 011

    3. 良性前列腺增生的患病率随年龄增长而上升 / 012

    4. 前列腺钙化患病率与良性前列腺增生合并前列腺炎有关 / 014

    5. 良性前列腺增生与内分泌激素有关 / 015

    6. 慢性炎症可能诱导良性前列腺增生 / 016

    7. 维生素 D 受体激动剂对良性前列腺增生有一定的影响 / 018

    8. 局部缺血、缺氧在良性前列腺增生发病中起重要作用 / 018

    9. 与良性前列腺增生发病有关的生长因子 / 020

    10. 基因与环境因素可引起良性前列腺增生 / 023

    11. 代谢综合征与良性前列腺增生可能存在共同的病因 / 026

    12. 糖尿病是引起良性前列腺增生的系统性起因 / 030

    13. 高血压是良性前列腺增生发生发展的独立危险因素 / 032

良性前列腺增生的临床特点 / 034

14. 良性前列腺增生的病理生理改变 / 034

15. 良性前列腺增生的临床表现 / 035

16. 良性前列腺增生是夜尿次数增多的一个独立危险因素 / 038

17. 下尿路症状中夜尿对患者的影响重大 / 040

18. 良性前列腺增生伴膀胱过度活动症是逼尿肌功能受损的早期表现 / 042

19. 小体积良性前列腺增生伴膀胱出口梗阻的患者排尿困难更明显 / 044

20. 良性前列腺增生合并前列腺炎的发病与临床特点 / 045

21. 良性前列腺增生与勃起功能障碍的关系 / 050

良性前列腺增生的筛查与诊断 / 052

22. 良性前列腺增生患者的临床评估 / 052

23. 世界公认的良性前列腺增生患者评估标准 / 057

24. 血清前列腺特异性抗原与良性前列腺增生的关系 / 058

25. 尿流动力学检查可以为良性前列腺增生临床诊疗提供准确、客观、量化的参考指标 / 060

26. 超声诊断良性前列腺增生具有重要价值 / 063

27. 多排螺旋 CT 对良性前列腺增生的诊断具有较高价值 / 066

28. MRI 诊断良性前列腺增生分辨率高 / 069

良性前列腺增生的治疗现状 / 073

29. 对有下尿路症状的患者采取观察与等待是一种合适的处理方式 / 073

30. 良性前列腺增生的西药治疗进展 / 075

31. 良性前列腺增生的中药治疗进展 / 082

32. 针灸治疗良性前列腺增生的现状 / 085

33. 传统开放手术治疗良性前列腺增生的优势与现状 / 086

34. 经尿道前列腺电切术治疗良性前列腺增生的优势与不足 / 091

35. 良性前列腺增生微创激光手术治疗进展 / 094

36. 良性前列腺增生患者留置导尿管的注意事项 / 101

37. 良性前列腺增生手术后膀胱冲洗是保证手术成功的重要措施 / 103

38. 良性前列腺增生手术后膀胱痉挛的防治 / 105

39. 良性前列腺增生伴发相关疾病的治疗 / 107

40. 前列腺动脉栓塞术治疗良性前列腺增生存在争议 / 111

女性良性前列腺增生的诊断与治疗缺乏统一的标准和共识 / 114

41. 女性良性前列腺增生的概念 / 114

42. 女性良性前列腺增生的解剖生理学研究 / 115

43. 女性良性前列腺增生病因与病理变化复杂 / 117

44. 女性良性前列腺增生的临床表现 / 118

45. 女性良性前列腺增生的检查与诊断 / 120

46. 女性良性前列腺增生的治疗原则 / 122

参考文献 / 124

出版者后记 / 135

前列腺的应用解剖与生理功能

1. 前列腺的解剖结构

任何疾病的发生发展都与解剖和生理功能失调有关，并与毗邻器官相互影响，如前列腺炎的发生与肛肠疾病、盆腔疾病、膀胱疾病、尿道疾病等多种疾病有关。所以，了解前列腺胚胎发育、解剖及生理功能对前列腺疾病诊断、治疗及预防保健均有重要意义。

（1）前列腺胚胎发育：前列腺胚胎起源于内胚层泄殖腔，在胚胎第 5 周时形成生殖索，第 6 周分化出原生殖膜，并形成尿生殖窦。卵黄囊壁内胚层的原始生殖细胞迁入生殖索内，构成原始生殖腺。胚胎第 10 周时，前列腺芽形成。胚胎第 4 个月时，前列腺芽已呈空腔状小管，迅速延长并发生分支，各组小管称为叶。小管上皮由 2 ～ 4 层低柱状、方形或多角形细胞组成，与前列腺尿道上皮相似。自小管形成纤维肌性间质，到婴儿时发育更为成熟。各叶在胎儿早期是互相分开的，随着胎儿生长而互相靠拢。出生后，随着各部分组织器官的生长发育，到成年时前列腺分叶已不太明显，但临床上描述前列腺解剖及增生部位时，仍沿用胚胎时的分叶名称。这也正是临床上对前列腺进行描述及手术的解剖学基础。

前列腺生长发育与雄激素密切相关。因此，从婴儿期至青春期，前列腺的体积增长较为缓慢，青春期后在雄激素的刺激下，体积增长速度加快。在青春期之前，纤维肌肉基质内导管系统、腺泡已经发育完好，30岁后前列腺体积稳定。

成年人前列腺分为5叶，即前叶、中叶、后叶及两侧叶。其中以两侧叶最大，位于尿道两侧，经直肠指诊可触及；两侧叶相当于前列腺的边区，内含腺管最多。前列腺中叶嵌在两侧叶之间，精阜由此发育而来。后叶形成前列腺尖部，即直肠指诊能触及的部分。但实际上两侧叶及后叶之间并无明显界限。

（2）前列腺的解剖结构

①前列腺的位置与毗邻：前列腺位于膀胱与盆底之间，腺体包绕整个尿道前列腺部，其上方，即前列腺底部，与膀胱颈部、精囊腺和输精管壶腹相接触。尿道在腺底的近前缘处穿入，后缘处有一对射精管贯穿其中。两者之间有尿道内括约肌。下方为前列腺尖部，与尿生殖膈相连，邻近尿道外括约肌。前侧靠耻骨前列腺韧带与耻骨相连，距骨联合约2 cm，其间为脂肪、疏松结缔组织及阴部静脉丛。后方紧邻直肠壶腹前壁，两者间有直肠膀胱筋膜、精囊和输精管的一部分。侧为肛提肌（图1-1，图1-2）。

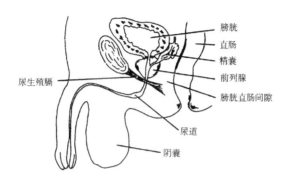

图 1-1　前列腺的位置与毗邻（矢状切面）

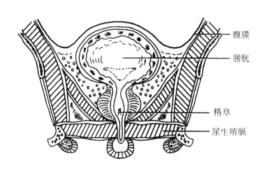

图 1-2　前列腺的位置与毗邻（冠状切面）

②前列腺的形态与组织结构：前列腺像个倒置的圆锥体，重 8 ～ 20g，底向上，尖向前下方，分前、后面及两侧面。在尿道前面的腺体，约占整个腺体的 1/3，尿道之后部分的腺体约占 2/3，两侧对称。底面较大，尖部较细，后面平坦，在后正线有一条纵行浅沟，称中央沟。成年男性前列腺重约 20 g，前列腺底部的宽度约为 4 cm，前后径及上下径约 2.5 cm。

　　前列腺是男性生殖系统最大的腺器官，组织结构包括肌纤维和腺组织。肌纤维组织占 30%，腺组织由高柱状上皮组成，占70%。由外向内有前列腺筋膜、纤维平滑肌包膜、腺体组织和尿道。腺体内有 16 ～ 30 个腺管，开口于后尿道精阜部位。

　　前列腺筋膜为一层鞘膜，是由直肠膀胱间的盆筋膜延续而成，围绕前列腺的前面及侧面，又称前列腺鞘。前列腺后面为Denonvillier 筋膜（图 1-3）。这些筋膜均来源于腹膜向下延伸的部分，外科手术时应注意辨认，以免误入腹膜腔。前列腺纤维包膜又称前列腺固有包膜，为平滑肌和结缔组织构成，致密且坚韧，与腺体牢固黏合，手术分离较为困难。该包膜深入前列腺体实质，使腺体分叶。在前列腺筋膜与纤维包膜之间，有前列腺静脉丛，前列腺增生时腺体压迫前列腺静脉丛使膀胱黏膜充血，可出现血尿。有一些学者认为，前列腺炎之所以难治愈，是因为药物不容易透过前列腺固有包膜。

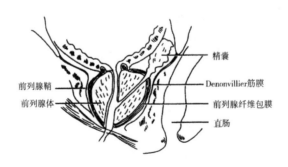

图 1-3　前列腺的组织结构

前列腺腺体组织由围绕尿道的内层腺体和外层腺体组成，分为3个腺区，最大的部分为周边区，其次为中央区和移行区。周边区的腺体占70%，中央区占25%，移行区占5%(图1-4，图1-5)。

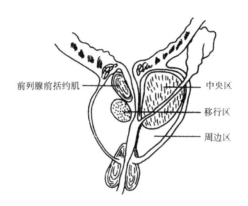

图 1-4　前列腺分区（矢状切面）

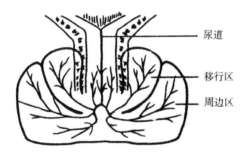

图 1-5　前列腺分区（冠状切面）

周边区在尿道的后侧面及外侧面，主要构成前列腺的尖部，形似一个漏斗包绕中央区的后侧面和外侧面。周边区在精阜平面以下，与尿道前侧的横纹肌和平滑肌鞘相连。周边区的腺导管开口于尿道前列腺部的远端。周边区是前列腺癌常见发生区域。

中央区构成前列腺底部，紧贴膀胱颈部，呈楔形包围射精管，尖部位于精阜。输精管和精囊管从上后侧穿入中央区，并在中央区内结合形成射精管。中央区的精囊腺导管开口于精阜处的尿道前列腺部。

移行区位于前列腺深部、精阜之上，前列腺前括约肌外侧，由两个独立的小叶构成，腺导管起自尿道壁后外侧邻近尿道前弯部及前列腺前括约肌下缘的隐窝处。移行区腺导管向两侧环绕前列腺前括约肌的远端，于中线处穿入前列腺前括约肌。移行区是发生前列腺增生的唯一部分。前列腺增生时，该区体积增大，并向外压迫前列腺皮质，甚至被挤成一薄层纤维腺样结构，即前列腺"外科包膜"。此外，在前列与精阜平面的近端，平滑肌增强，称为前列腺前括约肌，可能有防止精液逆流的作用。

（3）前列腺的血液供给

①前列腺的动脉：膀胱下动脉、痔中动脉和阴部内动脉均有分支供应前列腺，但主要是来自髂内动脉分支的膀胱下动脉，少部分来自直肠下动脉及阴部内动脉。髂内动脉的分支分别供应膀胱底部、前列腺及精囊的下后方。到达前列腺的分支又分成两大支，即尿道支和前列腺包膜支。尿道支于膀胱与前列腺交界处后外侧，相当于 5 点钟位和 7 点钟位进入前列腺，主要供应膀胱颈部及前列腺段尿道周围部分腺体。前列腺手术时，在 5 点钟位及 7 点钟位处先结扎经此处走行的尿道支动脉，可减少出血；前列

腺包膜支于盆侧筋膜内下行，经膀胱前列腺静脉丛，沿前列腺外侧下行并发出分支至前列腺的腹侧及背侧，营养前列腺的外周部分。供应前列腺的左右两半的动脉，仅在后合处有少数的分支相交叉（图 1-6）。

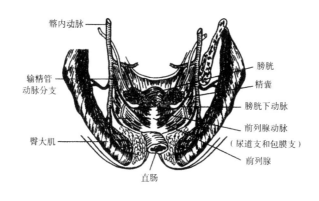

髂内动脉

输精管
动脉分支

臀大肌

膀胱
精囊
膀胱下动脉
前列腺动脉
（尿道支和包膜支）
前列腺

直肠

图 1-6　前列腺的动脉

②前列腺的静脉：引流前列腺的静脉在前列腺的前面及两侧形成 3 个静脉丛，即前列腺前侧静脉丛与前列腺左、右侧静脉丛。前列腺的静脉血大部分经前列腺前静脉丛、阴茎背深静脉、髂内静脉汇入下腔静脉，少数后支进入门静脉。前列腺左、右两侧的静脉丛与阴部静脉、闭孔静脉等有广泛的交通支，任何分支静脉的撕脱均可造成严重出血。因此，前列腺手术时应避开前列腺周围静脉丛。此外，前列腺静脉丛与髂骨的静脉、椎管内静脉、痔静脉丛有交通支，这可能就是前列腺癌最早向椎骨、髂骨、骶骨及肝转移的解剖基础（图 1-7）。

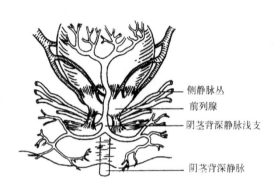

侧静脉丛
前列腺
阴茎背深静脉浅支
阴茎背深静脉

1-7　前列腺的静脉

③前列腺的淋巴回流：前列腺的淋巴网分布于腺体各小叶，于前列腺的前、外侧汇成前列腺淋巴网，然后由 3 ～ 4 条较大的淋巴管汇入外淋巴结及髂内淋巴结，少数与直肠、膀胱、精囊及骶前等淋巴管相（图 1-8），如其中一个器官发生病变，可以相互影响。

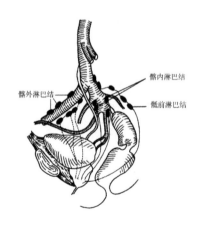

髂外淋巴结
髂内淋巴结
骶前淋巴结

图 1-8　前列腺的淋巴

④前列腺的神经支配：前列腺的神经由骶 2 ～ 4 副交感神经发出的节神经纤维及胸 11 ～腰 2 交感神经纤维组成的盆腔神经

丛。盆腔神经丛位于直肠两侧，相当于精囊顶部水平。由盆神经丛发出的分支在前列腺周围组成前列腺神经丛，呈扇形进入前列腺包膜，并包含了交感神经和副交感神经。交感神经纤维中既有胆碱能神经，又有去甲肾上腺素能神经，以控制前列腺、精囊及射精管平滑肌的收缩，促使精液排出。同时，交感神经使尿道内括约肌和前列腺前括约肌收缩，但抑制逼尿肌的收缩，使膀胱顶部、前列腺部尿道闭合，从而阻止尿液排出，在射精时则防止精液逆流。副交感神经主要刺激前列腺腺泡分泌，产生前列腺液，参与精液组成。同时，副交感神经兴奋时，逼尿肌收缩，尿道内括约肌和前列腺括约肌舒张，促使排尿。

有学者认为，前列腺内的神经纤维还存在许多神经多肽，如血管活性肠肽、神经多肽 Y、降钙素基因相关肽等，起到神经调节因子及神经递质作用。

2. 前列腺的生理功能

前列腺的主要生理功能有解剖功能、运输功能和分泌功能，其中最主要的是分泌前列腺液的功能。

（1）解剖功能：前列腺包绕前列腺部尿道，包括尿道内括约肌，受交感神经纤维控制，当前列腺平滑肌收缩时，前列腺部尿道紧闭，防止尿液排出及精液逆流。

（2）运输功能：前列腺由肌纤维和腺体组织构成，在交感神经作用下，前列腺内平滑肌收缩，将精囊和输精管中的内容物

（精囊液与精子）经射精管输入前列腺部尿道。

（3）分泌功能：前列腺液构成精液的一部分，是精子的溶媒，使精液保持正常理化性质，并营养精子。前列腺液中含有许多生物学特性物质，如前列腺酸性磷酸酶、前列腺特异性抗原、免疫球蛋白、生长因子、离子（锌、钙、钾、氨基酸）、枸橼酸等，虽含量甚微，但在受孕过程中却起着重要作用。

前列腺特异性抗原是一种丝氨酸蛋白酶，由前列腺各区的导管及腺泡分泌。前列腺特异性抗原主要作用可能是阻止精液液化。目前在临床称为前列腺"特异性"抗原，并作为诊断前列腺癌的重要参考指标之一。但前列腺特异性抗原有较高灵敏性，对前列腺进行任何刺激，如指压按摩、经直肠超声挤压等均可造成前列腺特异性抗原值升高，故其假阳性率较高。前列腺癌、前列腺增生及前列腺炎患者血液中前列腺特异性抗原值均可升高，应结合临床综合分析和随访观察。

锌存在于前列腺上皮细胞中，是前列腺液中重要的离子成分，其生理功能可能与生殖有关，锌在精液中与白蛋白结合，在精子表面形成保护膜，使精子进行正常新陈代谢。锌缺乏可能引起男性不育。

前列腺另一个重要的内分泌功能是分泌 5α - 还原酶，由前列腺细胞分泌，然后进入小叶。5α - 还原酶的主要功能是将睾丸分泌的睾酮还成二氢睾酮，后者具有很强生理活性。目前普遍认为，前列腺增生与二氢睾酮含量增高有关，因此，服用 5α - 还原酶抑制药可治疗前列腺增生，如非那雄胺（保列治）等。

良性前列腺增生的流行病学与病因学

　　良性前列腺增生是导致老年男性下尿路症状的主要原因之一。到目前为止，良性前列腺增生的发病机制仍未完全阐明。关于良性前列腺增生的发病学理论主要有以下几种学说：①胚胎唤醒发病理论；②炎症／生长因子学说、上皮－间质细胞相互作用学说、细胞凋亡与基因调控学说；③激素－内分泌学说；④氧化还原理论，认为某些酶活性异常可以提高组织中的双氢睾酮水平，进而引起良性前列腺增生；⑤年老发病理论等。此外，有学者发现在良性前列腺增生的组织中有较多的T淋巴细胞，这些T淋巴细胞被活化而产生足量的内分泌生长因子，如血小板衍化生长因子使前列腺细胞增生，因此，有学者将良性前列腺增生的致病因子归纳为两个部分：内源性（前列腺内部）和外源性（前列腺以外）致病因子，后者又可以分5个方面：神经－内分泌因素、基因及遗传因素、免疫因素、环境因素及尿道内因素。这些内源性和外源性的致病因子独立或联合作用在良性前列腺增生的发病中发挥了直接或间接的作用。然而作为一个多病因疾病，以上任何一种学说都不可能独立解释良性前列腺增生的发病机制。

良性前列腺增生是一种缓慢进展的前列腺良性疾病，其症状随着患者年龄的增加而进行性加重，并出现相应的并发症。流行病学调查和研究发现，年龄是一个关键且无法改变的危险因子。根据尸检材料统计，正常前列腺出生时重量为 1g，青春期前增至 4g，20 岁时 20g，21 ～ 30 岁变化不大。据统计，成年人正常前列腺平均重量为（20±6）g。50 岁以后前列腺开始明显增长，至 70 岁平均重量为 60g。有少数患者因供应前列腺的动脉硬化而发生前列腺萎缩。

3. 良性前列腺增生的患病率随年龄增长而上升

关于我国良性前列腺增生的患病情况，由于资料的来源不同，选择的人群、地区、时间、调查的方法及标准也不完全一致，导致良性前列腺增生患病率差别很大。有人认为，良性前列腺增生起于 30 岁，以后随年龄增长患病率亦随之增加。据我国数据统计，30 ～ 40 岁的患病率为 8%，51 ～ 60 岁为 50%，61 ～ 79 岁为 88%，90 岁以上为 90%。另一组国内数据统计，良性前列腺增生总患病率为 38.3%。50 岁以下为 0 ～ 0.5%，51 ～ 60 岁为 9% ～ 31.7%，61 ～ 70 岁为 40.1% ～ 55%，70 岁以上为 35.5% ～ 40.7%。

徐伟刚等报道，上海市区 40 岁以上男性良性前列腺增生患病率为 53.9%，其中 41～50 岁为 13.8%，51～60 岁为 37.6%，61～70 岁为 57.5%，71～80 岁为 66.6%，81～90 岁为 81.8%。于普林等对中国北京、上海、广州、成都、西安、沈阳 6 个城市 3361 例 ≥ 60 岁的常住城乡老年人进行流行病学调查，良性前列腺增生总患病率为 43.48%，按年龄分组的患病率，60 岁以上为 34.48%，65 岁以上为 40.27%，70 岁以上为 46.77%，75 岁以上为 51.44%，80 岁以上为 57.32%，85 岁以上为 60.19%。徐全升等对 1100 例公务员正常体检前列腺疾病数据进行分析，所有病例根据有无主诉症状分为有症状组和无症状组，年龄分为 40～49 岁、50～59 岁、60～69 岁、70～82 岁 4 个年龄段，体检结果以经直肠超声、前列腺特异性抗原、直肠指检（digital rectal examination，DRE）三者联合诊断为准，其中 51 例受检者接受前列腺穿刺术或经尿道前列腺电切术取病理结果，总结不同组别、不同年龄段前列腺疾病的患病率及变化趋势。结果发现，有症状组良性前列腺增生患病率较无症状组明显增加，且随年龄增长重度增生明显增加。70～82 岁良性前列腺增生患病率达到 100%，只是有症状组重度增生比例明显增加，前列腺钙化患病率随年龄增长都略有增加；无症状组 40～49 岁、60～69 岁患病率比有症状组高。从以上数据来看，随着年龄的增长，良性前列腺增生患病率增加。

此外，我们发现良性前列腺增生发病率城市高于农村，据统计，良性前列腺增生在城市的发病率为 46.79%，农村患病率为 39.64%，城市高于农村。北京、广州地区患病率较高，分别为 63.28% 和 54.28%。我们发现，良性前列腺增生患病率存在职业差别，从事行政管理、科教文卫职业者患病率较高，分别为 54.88% 和 55.17%，工人、农民的患病率较低，分别为 37.26% 和 41.29%。多因素 Logistic 回归分析表明，年龄、城乡、职业和地区分布与良性前列腺增生患病率密切相关。良性前列腺增生在我国患病率较高，已成为中国老年常见病。

调查中发现，城乡老年人既往诊断良性前列腺增生患病率远低于实际患病率，这提示我们，良性前列腺增生对老年人的危害远没受到足够重视。可以预测，随着我国人民生活水平的提高和人口的进一步老龄化，良性前列腺增生的病例数将会继续增加，年龄增长是良性前列腺增生发病的一个关键且无法改变的危险因子。因此，应把良性前列腺增生的防治工作提上议事日程。

4. 前列腺钙化患病率与良性前列腺增生合并前列腺炎有关

前列腺钙化本身不引起任何症状，多为偶然发现，由于近年来影像医学技术的发展，前列腺钙化的发现有很大的提高，尤其是经直肠超声检查可检出很小的钙化，增加了前列腺钙化患病率。有研究报道，前列腺钙化患病率在 40 ～ 49 岁为 51.6%，60 ～ 69 岁为 58.9%，随年龄增长略有增加。

前列腺钙化患病率可能与良性前列腺增生合并前列腺炎有

关。在前列腺炎与其他病理情况下，以淀粉体、血凝块、细菌团或坏死组织为核心，沉积的磷酸钙、磷酸镁、碳酸钙、碳酸镁或草酸钙等形成钙化，当前列腺炎好转后，患者自觉症状消失，而前列腺钙化永久遗留下来，但患者无任何症状。不健康的生活方式对良性前列腺增生、前列腺钙化的发生有一定的影响，老年患者良性前列腺增生、前列腺钙化的高患病率应引起重视，在没有症状的情况下也应该定期行前列腺超声检查。

5. 良性前列腺增生与内分泌激素有关

良性前列腺增生的发生必须具备年龄的增长和有功能的睾丸两个重要条件，良性前列腺增生依赖的雄激素 90% 来自睾丸，且前列腺的增长对雄性激素的依赖是终生的。良性前列腺增生不发生于体内雄激素水平较高的青年男性，而发生于雄激素水平逐渐降低的老年男性，说明雄激素的作用并不是良性前列腺增生发生的唯一因素，良性前列腺增生与雌激素的调节密切相关，但是雌激素 / 雄激素比例的正常值尚未被确定。Hilbish 等研究表明，青壮年男性的血浆中，雌激素 / 雄激素比例为 1 : 500，但随着年龄的增长，雄激素水平下降，60 岁以上老年人血浆雌激素 / 雄激素比例为 1 : （80 ~ 120），而在前列腺组织内可达 1 : 8。朱刚等体外培养人前列腺间质细胞的实验发现，雌激素 / 雄激素比例在 1 : 10 时可能是前列腺间质生长的平衡点。

其他与良性前列腺增生有关的内分泌激素有：①孕激素：高水平的孕激素受体在正常及增生的前列腺组织中均有表达，然而它在正常前列腺生理及良性前列腺增生发生中的作用仍有待阐明。②高催乳素：有学者研究发现高催乳素血症患者患良性前列腺增生的概率较高，并证明高催乳素通过雄激素在前列腺生长过程中产生作用，引起良性前列腺增生。

良性前列腺增生的发病与年龄、性激素有密切关系，但具体发病机制尚不明确，还有待进一步研究。

6. 慢性炎症可能诱导良性前列腺增生

（1）慢性炎症致良性前列腺增生的病因学

感染学说表明，导致良性前列腺增生发生发展的炎症激活机制目前依然不明了，但有研究证实，在良性前列腺增生样本中存在一系列异质的细菌和病毒株。Toll 样受体是天然免疫系统中特异的 I 型跨膜受体及病原模式识别受体，在急性感染性炎性反应、细胞信号转导和细胞凋亡中起重要作用。Penna 等发现，将来自人体前列腺的纤维肌细胞传代培养后，给予包含灭活的大肠杆菌和李斯特菌及沙门氏菌的 Toll 样受体激动刺激后，可以产生所有类型的 Toll 样受体，进一步诱导前列腺基质细胞产生纤维生长因子和促炎细胞因子及趋化因子（CXCL8/IL-8、CXCL10、IL-6），刺激前列腺细胞增殖。从而证实，前列腺基质细胞在炎症刺激下可以作为抗原递呈细胞，诱导和维持炎症的发生和进展。

（2）慢性炎症在良性前列腺增生中的病理生理机制

在胎儿和成人期，前列腺的生长和营养都直接或间接的由雄激素调节，睾酮和局部 5α- 还原酶作用产生的代谢物双氢睾酮共同促进前列腺细胞的生长和分化，它们和上皮及基质细胞表达的雄激素受体结合，合成多种生长因子，分别以旁分泌和自分泌形式作用于上皮和基质，其中成纤维细胞生长因子、转化生长因子、胰岛素样生长因子在胚胎分化和前列腺生长中起重要作用。这些因子在良性前列腺增生中都明显升高，并已经被证明可以激活前列腺组织的生长，而正常情况下，在成年时它们是被抑制的。

研究发现，前列腺组织在受到炎症刺激后激活 T 淋巴细胞，产生干扰素 γ 和白细胞介素 -17（IL-17），它们诱导 IL-6、IL-8 的分泌，从而成为主要的前列腺上皮及基质细胞生长刺激因子。在良性前列腺增生组织中，腺体内白细胞呈团块样浸润，并出现特殊的表达及功能特性。由于它们在腺体的位置不同，可分类为腺体的、腺周的及基质的，其中腺周模式占主要，各种炎症模式和组织病理之间没有明确的联系。浸润的白细胞多数是慢性激活的 T 淋巴细胞，在 80% 的良性前列腺增生合并前列腺炎患者的前列腺组织中发现 CD3$^+$T 淋巴细胞成簇状分布，并且 CD8 和 CD4 的比值大小和正常前列腺组织相反。

7. 维生素 D 受体激动剂对良性前列腺增生有一定的影响

维生素D的主要功能是调节钙、磷的代谢，然而，近年来，发现维生素D受体激动剂可以作为一种抗炎、抗免疫调节因子参与抗血管生成效应，产生抗增殖作用及促分化功能。有关于25- 羟基维生素D与良性前列腺增生关系的研究显示，血清低水平的25- 羟基维生素D、钙、性激素结合球蛋白和高密度脂蛋白胆固醇是良性前列腺增生的4个独立危险因素。Yalcinkaya等研究显示，与正常组对比，良性前列腺增生组有更低的血清25- 羟基维生素D水平。

Ali 等通过研究 1a- 羟化酶和维生素 D 受体的表达发现，前列腺是维生素 D 合成和作用的肾外位点，维生素 D 受体表达于泌尿生殖道，如前列腺和膀胱，并且在数量上和典型的骨化三醇靶器官，如肝脏、骨骼等类似，但是在大肠、恶性前列腺、膀胱细胞系中表达相对较低。一项关于维生素 D 受体基因多态性与良性前列腺增生的研究表明，维生素 D 受体基因 FokI 位点 SNP 可能与良性前列腺增生进展的风险相关。

8. 局部缺血、缺氧在良性前列腺增生发病中起重要作用

近年研究发现，局部缺血、缺氧在良性前列腺增生发病中起重要作用。局部缺血、缺氧可引起组织内环境变化，表现为炎症

细胞浸润、功能细胞代偿性肥大、萎缩、纤维细胞及间质细胞增生等病理过程，是机体退行性病变的主要原因之一。Berger 等在缺氧环境中培养前列腺间质细胞，其缺氧诱导因子 -1α（hypoxia inducible factor-1，HIF-1α）的表达水平升高，同时成纤维细胞生长因子 -2（fibroblast growth factor-2，FGF-2）和 FGF-7 的表达水平也升高。因此认为，当增生的前列腺组织增长时会造成缺氧，从而可诱导 HIF-1α 的升高，进而诱导 FGF-2 和 FGF-7 的表达升高，最终导致细胞的增殖。另有学者认为，HIF-1α 尚可诱导良性前列腺增生组织血管的发生，这对腺体的增大有重要意义。

Berger 等认为，动脉粥样硬化所致局部缺血性改变是良性前列腺增生发病的高危因素。有研究证实，阿司匹林可以有效降低良性前列腺增生患者急性尿潴留发生，这进一步证实，良性前列腺增生局部血管损害可导致局部血栓形成而加重下尿路梗阻症状。王健等研究发现，低氧可致细胞内活性氧类升高。低氧环境和低氧刺激产生的活性氧在良性前列腺增生发生发展中起到关键作用，提示改善局部缺氧状态和抑制局部活性氧类可能是良性前列腺增生治疗的新方向。将良性前列腺增生和膀胱老化作为老年男性下尿路梗阻症状的一个整体病因进行研究，是未来良性前列腺增生病因研究的方向。

Berger 对良性前列腺增生患病率与动脉硬化症及年龄因素进行病因分析，结果提示动脉硬化症导致缺血、缺氧与良性前列腺增生患病率明显相关，提出动脉硬化所致局部组织缺血性改变为良性前列腺增生发病高危因素。沈文研究 200 例良性前列腺增生患者，明确并发眼底动脉硬化、冠心病、动脉硬化性脑病或大动脉粥样斑块形成等动脉硬化性疾病者占 98%，其中有 13 例行髂血管 B 超，髂内动脉粥样斑块发生率高达 77%，证实了良性前列腺增生与动脉硬化症所致慢性缺血、缺氧显著相关。已知动脉硬化症高危因素包括肥胖、高血压、血脂代谢异常等，我国良性前列腺增生流行病学研究证实，上述动脉硬化症高危因素恰恰也是良性前列腺增生发生的高危因子。

另一个值得关注的新理论是细胞衰老与良性前列腺增生的关系。细胞衰老描述的是体细胞丧失了对增殖和凋亡信号的应答能力，生长停滞的一种病理生理状态。2000 年 Choi 等发现，80%的良性前列腺增生患者（重量＞ 55g）前列腺组织 SA-β-gel（一种细胞衰老的标志蛋白）表达阳性，而前列腺＜ 55g 的良性前列腺增生患者，阳性率只有 12%，这项研究提示细胞衰老可能是良性前列腺增生发生的重要机制之一。

9. 与良性前列腺增生发病有关的生长因子

前列腺中有很多种类的生长因子，平时生长活性因子与生长抑制因子的作用相对平衡，这样前列腺可以正常发育，前列腺的结构和功能完整。前列腺的间质与上皮细胞均能分泌合成生长因子，这些因子受激素调控并参与前列腺的生长和增生。常见的与良性前列腺增生病因发病有关的生长因子有以下几种。

（1）角质细胞生长因子：角化细胞生长因子依赖于雄激素发挥作用，由雄激素刺激前列腺间质合成角质细胞生长因子，但是，前列腺间质不含有 KGF 受体，故不受角质细胞生长因子影响，但前列腺上皮细胞内含有角质细胞生长因子受体，受其刺激而出现增生。所以，雄激素可以改变间质对角质细胞生长因子的合成，当循环血液中雄激素水平升高时，便可以调控角质细胞生长因子，促进前列腺上皮生长导致增生。

（2）表皮样生长因子：近年来发现表皮样生长因子与前列腺的生长有关，在增生的前列腺组织中表皮样生长因子高于正常。离体细胞培养和动物实验均能证实，表皮样生长因子可以促进前列腺细胞的生长和增值作用，因为当切除成年雄性鼠的睾丸后表皮样生长因子分泌明显减少，给睾酮后表皮样生长因子恢复正常，这也说明表皮样生长因子受雄激素调控。

表皮样生长因子受体主要分布于前列腺基底膜细胞，对雄激素有明显的反应。在前列腺组织中表皮样生长因子受体表达增加，有人认为这可能是良性前列腺增生病因学上的一个重要因素，但是也有持反对的观点。

（3）成纤维细胞生长因子：虽然发现属于成纤维细胞生长因子家族的多肽有 8 种，但是对前列腺比较重要的是酸性成纤维细胞生长因子及碱性成纤维细胞生长因子。研究发现，酸性成纤维细胞生长因子仅在前列腺发育和生长过程中起作用，而碱性成纤维细胞生长因子则主要调控成年人的前列腺生长，并受激素调控。碱性成纤维细胞生长因子与良性前列腺生长和增生有关，增生的前列腺尿道周围腺体中，碱性成纤维细胞生长因子明显增高，刺激前列腺上皮细胞引起良性前列腺增生。

（4）胰岛素样生长因子与神经生长因子：正常的前列腺、良性前列腺增生、前列腺癌组织中均可检测到胰岛素样生长因子和神经生长因子，这些因子可能与双氢睾酮和碱性成纤维细胞生长因子有协同作用，促使前列腺上皮细胞增殖。神经生长因子受体在前列腺上皮细胞中也可以发现，这种生长因子在人类的前列腺生长过程中可引起良性前列腺增生，这可能是由于旁分泌模式起作用造成的。

（5）血小板源生长因子：是一种较强的促进细胞有丝分裂的因子。在前列腺肿瘤、前列腺炎和良性前列腺增生病灶中均有表达，并发现其受体存在于前列腺炎病灶的间质细胞中，体外实验表明，这种受体与血小板源生长因子结合后刺激细胞增生，而血小板源生长因子能够调节增生的前列腺细胞生长，因此认为血小板源生长因子与良性前列腺增生发生有关，但是其作用机制目前还不清楚。

（6）转换生长因子：在良性前列腺增生时转换生长因子表达升高，它们对上皮细胞有负调控作用，是上皮细胞生长的抑制物，可能与细胞的死亡有关。在性激素的调控下，转换生长因子可以刺激前列腺间质细胞生长，使平滑肌细胞表型的形态发生变化，并改变细胞外基质的组成成分。研究显示，睾丸切除后血液中转换生长因子受体增高，第四天达到最高峰，外源给予睾酮可以使其恢复正常，所以转换生长因子受体与雄激素呈负相关关系。也有研究显示，外源性转换生长因子可以使去势鼠前列腺组织中 DNA 含量下降 56%～65%，而未去势鼠前列腺组织中 DNA 含量下降仅为 17%～25%。临床上前列腺增生患者行双侧睾丸摘除术后，部分患者排尿恢复正常，前列腺可逐渐缩小，这说明睾丸切除后由于转换生长因子及其受体增加，可能使前列腺萎缩、细胞增殖减少，前列腺的雄激素依赖性细胞死亡。但是有一部分前列腺增生患者行双侧睾丸摘除术后效果不明显，而转换生长因子是血管的促生长因子，因此，其实际作用机制目前还不十分清楚，并存在争议。

生长因子还有许多，它们对前列腺的调控是一个复杂的问题。在正常情况下，这些调控机制相对平衡，一旦平衡失调，就有可能发生良性前列腺增生。而这些因子在前列腺良、恶性病变中表达也不相同。

10. 基因与环境因素可引起良性前列腺增生

（1）基因多态性与良性前列腺增生

关于基因多态性与良性前列腺增生关系的研究报道较少，仅有儿茶酚 -O- 甲基转移酶与良性前列腺增生发病风险关系的相关研究报道。儿茶酚 -O- 甲基转移酶是广泛存在于人体内的一种代谢酶，其基因在第 4 号外显子存在 1 个 G 与 A 的置换点突变，使其编码的 108 位或 158 位撷氨酸被甲硫氨酸取代。Tanaka 等研究发现，携带甲硫氨酸 / 甲硫氨酸基因型的患者，患良性前列腺增生的风险显著高于携带撷氨酸 / 撷氨酸基因型者。由于在正常人的雌激素代谢过程中，儿茶酚 -O- 甲基转移酶与雌激素代谢产物结合，将其转化为相应的甲基化产物排出体外，而单核苷酸多态性促使体内儿茶酚 -O- 甲基转移酶活性降低，致使儿茶酚雌激素促使体内蓄积，使其与前列腺间质内的雌激素受体结合并刺激间质细胞增生，这可能是携带低活性儿茶酚 -O- 甲基转移酶个体良性前列腺增生发病风险性较高的原因。

（2）环境因素与良性前列腺增生

一般认为，亚洲人种良性前列腺增生的患病率比西方人要低，但一些学者对移居美国本土和夏威夷的中国和日本移民进行跟踪调查，发现数年之后其患病率与原住人口基本无异，这说明环境因素可能是良性前列腺增生发病的重要因素。在环境因素中饮食因素可能最为重要，有学者指出，亚洲人常吃的食物之中，含有抑制前列腺生长的物质，如蔬菜、水果、黄豆和稻麦中的某些成分，这些成分经胃肠消化后产生一些特殊的分子，如木脂素，此类分子具有微弱的雌激素作用。

顾方六等对北京城镇居民良性前列腺增生的患病差异分析发现，动物蛋白摄入量可能是发生良性前列腺增生的一个重要原因，肉类摄入较多的人群中良性前列腺增生患病率增高。徐伟刚等也认为上海市区良性前列腺增生患病率低于国外 Berry 报道的原因是动物蛋白摄入量低于国外。我国目前社会经济发展还不平衡，经济收入与职业、城乡、地区差异有关，经济收入的不同直接影响人们的蛋白质摄入量。于普林等对北京等 6 个城市的调查表明，过去从事行政管理、科教文卫和商企服务行业的老年人的患病率明显高于工人、农民，城市老年居民患病率明显高于农村老年居民，北京、广州等经济发达地区患病率高于沈阳等发展中地区，而这些差别均可能与动物蛋白的摄入量不同有关。

关于吸烟与良性前列腺增生的关系也有一些有趣的观点，有学者认为烟草中的尼古丁等物质可以影响性激素的代谢，从而导致内分泌紊乱，诱发良性前列腺增生。但有报道显示，轻度吸烟即每天少于 1 包，不易伴发中重度下尿路症状；中重度吸烟即每天 1 ～ 1.4 包，与良性前列腺增生无明显相关；重度吸烟即每天大于 1.5 包，发生尿路症状机会增多。另有相关研究提示，吸烟可能与良性前列腺增生患者手术风险的升高有关，但也有观点认为吸烟不能增加良性前列腺增生的患病率。

王云彬调查发现，蒙古族良性前列腺增生患者高蛋白饮食、饮酒、吸烟量多于汉族良性前列腺增生患者，蒙古族良性前列腺增生患者合并慢性前列腺炎者较多见。在饮食方面，Kristal 等提出适量摄入动物性蛋白质可有效降低良性前列腺增生的发生，但摄入量增高（≥ 35.0g /d）反而增加下尿路梗阻症状发生的风险。

11. 代谢综合征与良性前列腺增生可能存在共同的病因

近年来研究显示代谢综合征与良性前列腺增生关系密切，两者可能存在共同的病因。代谢综合征是一种常见疾病，在我国60～69岁的老人中43.5%患有代谢综合征。随着人们生活水平的提高，代谢综合征患病率逐渐增高，尤其是男性45岁、女性50岁之后。流行病学研究显示良性前列腺增生相关危险因素包括遗传、营养、免疫等。

1998年，Hammarsten等第一次论述了代谢综合征与良性前列腺增生的关系，并且指出高胰岛素血症是两者的共同因素。2009年，Hammarsten等进一步提出代谢综合征可能是良性前列腺增生发生的高危因素。

我国代谢综合征诊断的修正标准：①中心性肥胖：男性腰围≥90 cm，或体质量指数＞25kg/m²；②在此基础上，外加以下任意2项或更多：a. 三酰甘油≥1.7mmol/L，或已经接受针对三酰甘油的调脂治疗；b. 高密度脂蛋白胆固醇降低（＜0.9mmol/L），或已经接受针对高密度脂蛋白胆固醇的调脂治疗；c. 收缩压≥140mmHg和（或）舒张压≥90mmHg，或此前已被诊断为高血压而接受降压治疗；d. 空腹血糖≥6.1mmol/L，或已经被诊断为2型糖尿病。根据代谢综合征的定义，凡同时具有2型糖尿病、高血压、高脂血症和肥胖中3项或全部者诊断为代谢综合征。

李荣均等以350例中老年男性为研究对象，调查其年龄、身高、体质量、血压、既往史、国际前列腺症状评分、血糖、三酰甘油、高密度脂蛋白和前列腺特异性抗原、腹部超声测量前列腺体积、最大尿流率以比较代谢综合征组和非代谢综合征组良性前列腺增生患病率及严重程度，结果发现代谢综合征组 100 例中合并良性前列腺增生者 30 例（30%）；非代谢综合征组 250 例中合并良性前列腺增生者 35 例（14%）。这说明代谢综合征患者患良性前列腺增生概率较高，代谢综合征组良性前列腺增生患者较非代谢综合征组患者的国际前列腺症状评分、前列腺体积和前列腺特异性抗原明显增高，肥胖、高脂血症、高血压、空腹血糖高或糖尿病是良性前列腺增生的危险因素。陈定雄等观察了 274 例良性前列腺增生患者，合并一种代谢异常者占 24.5%，合并两种代谢异常者占 53.7%，提示良性前列腺增生合并代谢综合征的发病危险因素越多，前列腺体积增大越明显。

曹彬等在 382 例伴有下尿路症状的良性前列腺增生患者中发现有 187 例合并代谢综合征，占 48.59%。周哲等调查 440 例，代谢综合征组 105 例，合并良性前列腺增生者 35 例，占 33.3%，非代谢综合征组患者 335 例，合并良性前列腺增生者 40 例，占 11.9%。这也充分说明良性前列腺增生与代谢综合征发病有一定相关性。

（1）继发性高胰岛素血症和胰岛素抵抗

继发性高胰岛素血症和胰岛素抵抗是良性前列腺增生发病的危险因素，发病机制可能是在高胰岛素血症影响下，前列腺体积有所增加，且经过其刺激交感神经对尿动力学造成影响，患者尿路梗阻现象变得更为严重。另外，胰岛素也会经过胰岛素样生长因子轴引发良性前列腺增生。胰岛素样生长因子轴属于一种多肽，有增殖分化细胞的功能，可与系统碱性成纤维细胞生长因子和二氢睾酮共同促进前列腺上皮细胞增殖，进而对前列腺器官的功能调节起到一定作用。胰岛素样生长因子轴受体和胰岛素受体同源，在这种情况下，胰岛素和受体完成结合之后，全面激活胰岛素样生长因子轴通道，对良性前列腺增生起到刺激作用，由此可见，胰岛素可能是导致前列腺良性增生的独立危险因素。

（2）肥胖和高血脂

研究显示体质量指数与良性前列腺增生及下尿路梗阻症状存在一定的关系，体质量指数增高会促进良性前列腺增生及下尿路梗阻症状的恶化。美国有一项研究，招收 51 529 名 40 ～ 75 岁的美国男性，随访时间超过 16 年，结果显示肥胖与下尿路症状的发生率明显相关。近些年，国内外学者通过试验分析，也证明中心性肥胖与良性前列腺增生之间有相关性。Xie 等按照体质量指数高低分组，发现前列腺体积与体质量指数呈正相关。也有学者认为，前列腺体积与体质量指数相关是因为肥胖患者体内雌酮及雌二醇水平升高、睾酮及血清球蛋白水平降低而引起良性前列腺增生。

在非糖尿病前列腺患者和对照组的病例研究发现，总胆固醇、高密度脂蛋白胆固醇与良性前列腺增生分别呈正相关和负相关。在 Rancho Bernardo 以社区为基础的前瞻性队列研究发现，低密度脂蛋白水平升高会使良性前列腺增生的发病风险增加 4 倍，然而，观察糖尿病患者血脂异常情况有助于判断前列腺增生的发病情况。台湾学者通过调查 20 152 例良性前列腺增生患者发现，血脂异常与良性前列腺增生呈正相关，血脂异常与男性良性前列腺增生及下尿路梗阻症状的风险增加有关。Parsons 等对 531 例随访者的调查发现，糖尿病患者伴有低密度脂蛋白升高将会大大增加患良性前列腺增生的风险。正常人体内的脂肪细胞可以分泌一种血浆激素蛋白——脂联素，它可以增强胰岛素的敏感性和调节能量代谢，加速脂肪酸氧化，是代谢综合征相关疾病的分子基础。另外，由于腹内脂肪堆积导致释放非酯化脂肪酸多，造成血清胆固醇异位沉积，导致脂联素水平降低，进而通过信号转导途径、胰岛素抵抗，降低血管壁抗炎能力，引起内皮功能障碍，从而促进良性前列腺增生的发生与发展。

综上所述，合理控制体质量，使肥胖患者的体质量指数下降 7% 以后，可改善体内胰岛素的抵抗作用并降低血清胰岛素水平，同时患者体内各种成分的代谢紊乱才能得到改善。适宜的运动、调节血脂、降低血糖和降低血压的综合防治措施可减少和延缓良性前列腺增生的发生和发展。

（陈燕　赵鸿　整理）

12. 糖尿病是引起良性前列腺增生的系统性起因

（1）糖尿病与糖耐量异常可增加良性前列腺增生的发生风险

糖尿病与糖耐量异常直接影响良性前列腺增生的发生与发展。胰岛素抵抗和继发性高胰岛素血症是良性前列腺增生的重要病因。有学者提出良性前列腺增生是一个新的组分，包含在代谢综合征各组分中，再次提出胰岛素抵抗和继发性高胰岛素血症可能是引起代谢综合征和良性前列腺增生的关键因素。Ozden 等将良性前列腺增生患者分成合并代谢综合征组和单纯良性前列腺增生组进行对比分析发现，合并有代谢综合征的良性前列腺增生患者的血糖、血清三酰甘油、体质量指数水平更高，同时发现合并代谢综合征组的患者，前列腺生长显著高于对照组。

（2）葡萄糖不耐受和良性前列腺增生

人们已经注意到良性前列腺增生和葡萄糖不耐受或显性糖尿病之间可能存在一定关系。巴赫的研究发现，良性前列腺增生患者中，糖尿病的患者会增加中、重度下尿路梗阻症状。此外，空腹胰岛素水平增加是前列腺增生的独立危险因素。

徐杰等研究 60 岁以上良性前列腺增生患者 115 例，探讨前列腺体积与良性前列腺增生老年患者糖尿病之间的关系。良性前列腺增生合并老年糖尿病组患者与良性前列腺增生组患者相比前列腺体积更大 [（51.5±19.1）ml 和（41.2±10.1）ml]，前列腺特异性抗原水平 [（3.2±1.1）ng/ml 和（1.9±0.6）ng/ml] 及国际前列腺症状评分更高［（12.5±1.3）分和（8.9±1.1）分］，组间差异具有显著统计学意义（$P < 0.05$）。与正常空腹血糖组相比，异常空腹血糖组患者的前列腺体积、前列腺特异性抗原水平均显著增加（$P < 0.05$）。异常糖化血红蛋白组患者的前列腺体积也明显增加。另外，异常空腹胰岛素组和胰岛素敏感组的前列腺体积及下尿路梗阻症状持续时间均分别高于正常空腹胰岛素组和胰岛素敏感组。

Vignozzi L 等研究显示，高水平空腹血糖及 2 型老年糖尿病患者患良性前列腺增生的危险是普通人群的 3.2 倍，良性前列腺增生伴前列腺体积快速增大患者的 2 型老年糖尿病发病率更高，空腹血清胰岛素水平更高。Baykam 等基于 422 例良性前列腺增生患者的一项报道指出，高水平空腹血糖与空腹血糖正常男性相比更易发生前列腺体积增大，与老年患者糖尿病确诊男性类似，该研究结果发现，空腹血糖水平越高前列腺体积越大。因此，糖尿病与前列腺体积之间具有显著相关性，可影响良性前列腺增生的发生与发展。

糖化血红蛋白的代谢周期几乎与红细胞生命周期同步，人体中糖化血红蛋白含量与血糖水平有关，因此常用来反映过去 1～2 个月的平均血糖水平。高水平糖化血红蛋白患者具有更大的前列腺体积，这可能与患者的血糖控制不充分，血糖毒性引起血管损伤，导致整体或局部血氧不足或组织缺氧有关。

13. 高血压是良性前列腺增生发生发展的独立危险因素

良性前列腺增生与高血压患病率均随年龄增长而增加。临床流行病学调查发现，老年良性前列腺增生患者常合并高血压，高血压是良性前列腺增生发生与发展的独立危险因素。Hammarsten等研究显示收缩压与舒张压升高均会促进前列腺体积的增大。高血压的病理生理机制主要是交感神经系统的活性亢进，交感神经系统过度活动使血浆儿茶酚胺浓度升高，促使小动脉收缩增强，进而使血压升高。Kasturi等研究显示，自主神经系统兴奋性增加与良性前列腺增生的下尿路梗阻症状有显著关联性，良性前列腺增生也有激发引起自主神经系统兴奋性增加的作用。Fabianil等认为血管紧张素Ⅱ通过介导前列腺内肾素－血管紧张素醛固酮系统兴奋，引起前列腺内交感神经释放去甲肾上腺素增多，最终引起前列腺组织增生。

高血压和良性前列腺增生一直被认为是两个相对独立的疾病。高血压病程的延长及舒张压升高是良性前列腺增生发生的原因之一，它们可促进前列腺上皮细胞、间质细胞、前列腺组织的血管增殖，进而导致前列腺体积增大，增大的前列腺压迫尿道导致膀胱出口部位动力学变化及逼尿肌退行性变化，从而出现下尿路梗阻症状。另外，血管内皮释放的一氧化氮在一氧化氮复合酶作用下由内源性 L- 精氨酸生成，具有明显舒张平滑肌作用，同时抑制内皮细胞生长因子的表达，由此可见，一氧化氮可能在良性前列腺增生的动态及静态两部分均起一定的作用，而高血压可减少一氧化氮的生成，加重下尿路梗阻症状。

（张永青　李燕宁　林红兰　整理）

良性前列腺增生的临床特点

14. 良性前列腺增生的病理生理改变

（1）良性前列腺增生的病理学

MeNeal 将前列腺分为外周带、中央带、移行带和尿道周围腺体区，所有良性前列腺增生结节发生于移行带和尿道周围腺体区。早期尿道周围腺体区的结节完全为间质成分，而早期移行带结节则主要表现为腺体组织的增生，并有间质细胞数量的相对减少。间质组织中的平滑肌也是构成前列腺的重要成分，这些平滑肌及前列腺尿道周围组织受肾上腺素能神经、胆碱能神经或其他酶类递质神经支配，其中以肾上腺素能神经起主要作用，在前列腺和膀胱颈部有丰富的 G 受体，激活这种肾上腺素能受体可以明显提高前列腺尿道阻力。

前列腺的解剖包膜与下尿路症状密切相关，由于有该包膜的存在，增生的腺体受压而向尿道和膀胱膨出，从而加重尿路梗阻。良性前列腺增生后，增生的结节将腺体的其余部分压迫形成"外科包膜"，两者有明显分界。增生部分经手术摘除后，遗留下受压腺体，故术后直肠指诊及影像学检查仍可以探及前列腺腺体。也就是说，手术仅能切除增生的前列腺腺体，真正的前列腺仍然存在。这就可以解释，为什么良性前列腺增生手术后，有患者复发或又患了前列腺癌。

（2）良性前列腺增生的病理改变

在解剖学上，前列腺位于膀胱与尿道的交接部位，一旦发生良性前列腺增生，就会压迫前列腺段尿道，使之弯曲、延长、变形、狭窄和尿道阻力增加，引起膀胱高压并出现相关排尿期症状。随着膀胱压力的增高，出现膀胱逼尿肌代偿性肥厚，逼尿肌不稳定并引起相关储尿期症状。如梗阻长期未能解除，逼尿肌失去代偿能力。继发于良性前列腺增生的上尿路改变，如肾积水及肾损害的主要原因是膀胱高压所致尿潴留及输尿管反流。

15. 良性前列腺增生的临床表现

良性前列腺增生很少在 50 岁前出现症状。如无尿道梗阻，可无症状，对健康也无不良影响。但是，绝大多数的患者，随着病情的加重而出现各种症状。

（1）早期症状：由于良性前列腺增生的刺激，以致压迫了后尿道和膀胱颈，主要表现为膀胱和尿道的激惹症状，如尿频、尿急等，尤其是夜间尿频才引起患者的注意，有时夜间排尿 3～10 次。

（2）排尿困难：有尿急，但不能迅速排出，需等待几分钟，排尿不如以前通畅，尿线变细，射程变短，排尿断断续续，尿后滴沥不尽，排尿时间延长或有尿不尽感等。

（3）尿失禁：有时尿液自行溢出，夜间睡熟时出现遗尿。

（4）血尿：由于膀胱颈部受到增生腺体压迫而发生梗阻，且增生的腺体又包围着尿道，引起黏膜表面血管扩张，甚至破裂而发生出血，表现为肉眼血尿或镜下血尿。

（5）急性尿潴留：良性前列腺增生患者有55%出现过急性尿潴留。急性尿潴留可发生在任何时候，常因饮酒、受凉、劳累、性生活和憋尿等使前列腺及膀胱颈部突然充血、水肿，造成急性梗阻而不能自行排尿。

（6）感染：长期的膀胱颈部梗阻易造成急性尿路感染，使上述症状明显加重，如夜尿次数剧增，并出现尿频、尿急、排尿困难、血尿加重、尿色浑浊和尿液腥臭等，有时可出现发热，可引起前列腺炎、膀胱尿道炎、附睾炎和肾盂肾炎等。

（7）尿毒症：随着膀胱颈部梗阻时间延长，梗阻程度逐渐加重，继而发生肾积水、肾功能不全，临床上出现氮质血症、食欲减退、恶心、呕吐及贫血等。

（8）其他：少数患者出现性欲亢进，有的则出现阴茎频繁勃起，但并无性的欲望。另有一些患者可引起精囊炎出现血精。如长期排尿困难，需要增加腹压排尿，导致腹腔内压增高，可并发腹股沟疝、脱肛及内痔等。因夜间尿频，影响休息和精神过度紧张，可引起血压升高等症状。

良性前列腺增生合并前列腺炎时有类似前列腺炎的表现：

（1）全身症状：疲倦乏力，可有发热、寒战、厌食、恶心、呕吐，严重者可有毒血症或败血症。若为血行感染，先出现全身症状，老年人由于身体较弱，有可能全身反应较慢或较凶险。

（2）局部症状：会阴、肛门周围和阴囊疼痛，久坐或排便时加重，并向腰、大腿及会阴部等处放射。

（3）尿路症状：排尿时灼痛，尿频、尿急、尿痛、尿滴沥和尿道流脓性分泌物。炎症刺激膀胱颈部而引起水肿时可致排尿困难，甚至出现尿潴留。需要与单纯良性前列腺增生并发的急性尿潴留相鉴别，后者无发热等全身症状。

（4）直肠症状：直肠胀满、便急和排便痛，大便时尿道流血，老年人常有便秘、肛周脓肿，有时与急性前列腺炎的症状很相似。

（5）性功能方面症状：性欲减退、性交痛、阳痿、血精，老年男性经常有不同程度的性功能减退，如发生血精、性交痛等症状时，合并有其他排尿及局部症状要考虑到合并急性前列腺炎和急性精囊炎的可能。前列腺脓肿形成时，以直肠症状和尿潴留症状为主。注意与单纯良性前列腺增生引起的尿潴留和肛周脓肿相鉴别。

（6）体征：一是下腹部有压痛，尿道有脓性分泌物；二是直肠指诊前列腺明显肿胀伴压痛，此时应禁止前列腺按摩。

16. 良性前列腺增生是夜尿次数增多的一个独立危险因素

夜尿为夜间不得不醒来排尿，不包括入睡前最后一次和晨起后第一次排尿。流行病学调查采用每晚夜尿 ≥ 2 次作为夜尿增多的定义，国内外尚无较大规模的中老年夜尿增多的流行病学调查，其病因也不十分清楚，并存在争议。夜尿次数增加是老年良性前列腺增生患者的首要主诉和下尿路梗阻症状中最令人苦恼并影响生活质量的因素。以往的观点认为，老年男性夜尿是良性前列腺增生的一个早期症状，只要解除了膀胱出口的梗阻，也就解除了夜尿症状，但是在临床中我们发现，解决良性前列腺增生患者的夜尿问题非常困难，那些术前夜尿次数较多的患者在进行了经尿道前列腺切除术后，夜尿症状的改善非常有限。Bruskewitz 等的研究结果也显示，经尿道前列腺电切术并不能有效消除患者的夜尿，这说明良性前列腺增生并非是引起夜尿的唯一因素。

随着对良性前列腺增生及下尿路症状研究的不断深入，发现夜尿次数增多的影响因素很多，其中可有疾病、行为和环境因素等，常见的疾病因素有夜尿量增多症和膀胱过度活动症，后者则包括睡前饮用多量的水、茶、咖啡或者含酒精的饮料等生活习惯。王建龙等研究发现，尿频（2117 例，72%）、尿急（1558 例，53%）、夜尿（1411 例，48%）是良性前列腺增生患者就诊的主要原因。良性前列腺增生因夜尿就诊患者 71 ～ 80 岁组为

63.0%，61～70岁组为52%，51～60岁组为49%。膀胱过度活动症评分结果：40%（1176例）的患者夜尿次数多于3次，白天排尿次数8～14次者占61%（1793例），每周尿急至少有1次者59%（1735例），每日至少出现1次急迫性尿失禁者9%（265例），膀胱过度活动症属于中/重度者59%（1735例）。膀胱过度活动症对患者生命质量的影响程度：膀胱过度活动症对于"患者的出行/社交活动"影响评分≥3分（941例，32%）；对患者的"工作"发生影响评分≥3分（764例，26%）；对患者"家庭"发生影响评分≥3分（617例，21%）；对患者"运动"方面影响评分≥3分（588例，20%）；膀胱过度活动症对患者影响最大的是"心理情绪"方面的评分≥3分（970例，33%）；对患者的"性生活"影响评分≥3分（470例，16%）；有2717例（92.4%）患者对膀胱过度活动症给生命质量带来的影响评分≤18分。以上研究说明，良性前列腺增生是夜尿次数增多的一个独立危险因素，夜尿次数增多是良性前列增生引起的下尿路梗阻症状之一，夜尿次数增多患者的前列腺症状评分分值较无夜尿者高。另外，糖尿病患者由于肾功能不全、尿液浓缩、稀释功能下降及溶质性利尿均可导致夜尿次数增多，因此，对于良性前列腺增生合并糖尿病患者应积极治疗糖尿病，控制血糖，提高患者生活质量。

良性前列腺增生患者主要的困扰是夜尿次数增多，且随年龄增加更为明显，但原因并不清楚。有研究认为，随着年龄的增长，膀胱功能出现退行性改变导致患者出现膀胱过度活动症而引起夜尿次数增多。也有研究认为，膀胱的储尿功能才是影响夜尿次数增多的重要因素。

17. 下尿路症状中夜尿对患者的影响重大

随着年龄增大，良性前列腺增生患病率呈增长趋势，超过60岁的男性患良性前列腺增生的比例大于50%，80岁以上高达83%，超过半数的良性前列腺增生患者同时有中／重度的下尿路症状，且亚洲男性更容易出现。Trueman等于1999年在英国进行的下尿路症状患病率调查显示，41%的50岁以上男性国际前列腺症状评分大于8分，有18%的人认为自己患有良性前列腺增生，生命质量随着下尿路症状的加重而下降。亚洲9个国家7588名男性的大样本调查显示，40岁男性有下尿路症状的为8%、50岁为29%、60岁为40%、70岁为56%，由此可见受到下尿路症状困扰已经成为老年人的主要负担。王建龙等研究中国主要城市泌尿外科门诊良性前列腺增生患者下尿路症状的诊断及治疗现状。对全国14个城市的57家医院泌尿外科门诊有下尿路症状的患者进行详细的问卷调查。调查期间，共有6200例男性患者就诊，其中2940例（47.4%）有下尿路症状／良性前列腺增生病史。40岁以下有下尿路症状的占30.0%（882例），60岁以下的60.0%（1764例）；患者就诊的主要原因有尿频（72.0%）、尿急（53.0%）、夜尿（48.0%）；71～80岁患者因夜尿就诊的为63%，61～70岁为52%和51～60岁为49%；国际前列腺症状评分总平均分为 14.98 分（6～35 分），患者的症状 59.0% 为中度，26% 为重度。生命质量评分平均为 4.12 分（1～6 分）；膀胱过度活动症评分平均为 5.78 分（3～15 分），患者中 56.0% 为中度、3% 为重度膀胱过度活动症。患者接受的检查是尿常规，极少数出现异常。产生下尿路症状的具体病症：膀胱过度活动症（25.2%）、良性前列腺增生伴膀胱过度活动症（20.4%）、良性前列腺增生（20.2%）、前列腺炎（20.2%）、泌尿系感染（11.8%）。下尿路症状 / 良性前列腺增生是泌尿外科门诊的常见病，发生率呈逐年增长趋势，临床应用的检查及药物治疗方案应根据病因及时调整，同时应加大患者宣教的力度。

国际控尿协会明确将夜间睡眠中需要排尿不少于 1 次定义为夜尿。据一项不区分性别的研究统计，50 岁以上人群中有 58%～90% 需要起夜排尿至少 1 次，而且随着年龄的增长，这个比例还在相应的增高。张亚群等选取 60 岁及以上明确诊断为良性前列腺增生患者，但未针对良性前列腺增生进行治疗或曾经服用药物但停药至少 3 个月以上者 120 例，按国际前列腺症状评分中夜尿次数从 0～5 次分为 6 组，记录研究对象的一般情况和病史、前列腺和膀胱功能的指标和 72 小时排尿日记并进行分析。夜尿 95 例，患病率为 79.2%，其中夜尿量增多和膀胱过度活动发病率分别为 3.3% 和 10.8%。夜尿次数尤其是夜间第 1 次排尿时间过短对生活质量评分有影响。去除夜尿量增多和膀胱过度活动后的多因素分析结果显示，患者的年龄和残余尿量与夜尿次数呈正相关，与夜间膀胱容量呈负相关；前列腺体积和最大尿流率与夜尿次数无关。全天饮水量的增加可以造成夜尿次数的增多。认为夜尿在老年良性前列腺增生患者中很普遍，夜尿次数增多或夜间第 1 次排尿时间的缩短明显影响老年人的生活质量。排尿日记比国际前列腺症状评分更能反映夜尿的真实情况，可以为分类治疗提供依据。相对于前列腺腺体增生，年龄和夜间膀胱储尿功能对老年人夜尿次数的影响更大。

夜间被迫多次起床排尿，中断了睡眠，造成患者睡眠质量下降，白天和夜晚均感疲劳、注意力下降，肌肉僵硬，增加了发生意外伤害的概率；研究显示，当夜尿次数 ≥ 2 次时，跌倒的风险增加 10% ~ 21%，甚至发生创伤和骨折，严重影响老年人生活质量。人体内自然杀伤细胞的数量和血中的细胞因子水平下降，容易发生感染性疾病。经过 54 个月的随访统计得出，当夜尿次数 ≥ 3 次时，患者病死率明显增高。

18. 良性前列腺增生伴膀胱过度活动症是逼尿肌功能受损的早期表现

良性前列腺增生伴膀胱过度活动症病因较复杂，与排尿相关肌肉、神经功能异常有关，良性前列腺增生病情越严重，出现膀胱过度活动症的风险越高。我国膀胱过度活动症患病率为 5% ~ 6%，因为人口老龄化，患病率逐年上升。有研究表明，膀胱过度活动症从有到无的变化过程，提示逼尿肌收缩功能从早期逼尿肌受损的代偿期发展到晚期失代偿期，膀胱过度活动症是逼尿肌功能受损的早期表现，随着幅度的降低其逼尿肌收缩功能进一步损害，直至最终出现逼尿肌收缩无力。

Cucchi 等认为逼尿肌不稳定是膀胱出口长期梗阻后逼尿肌去神经超敏改变所致，还有学者认为逼尿肌收缩无力亦是继发于膀胱出口梗阻后的逼尿肌失代偿性改变。良性前列腺增生患者行尿动力学检查可反映下尿路梗阻对膀胱逼尿肌功能的损害程度，对提示术前膀胱功能、逼尿肌收缩及协调情况和膀胱顺应性更具优势。

逼尿肌过度活动和逼尿肌收缩力受损是逼尿肌功能障碍的两种常见表现，研究结果显示，急性尿潴留与非急性尿潴留组膀胱出口机械性梗阻发生率有显著性差异，说明急性尿潴留比非急性尿潴留患者更易发生逼尿肌过度活动。至于逼尿肌过度活动发生的原因非常复杂，可能是由于排尿反射生理改变，也可能由于膀胱出口梗阻使副交感神经分布减少，逼尿肌对乙酰胆碱呈现的超敏反应。张进生等通过 Masson 染色与免疫组化法观察到急性尿潴留组患者逼尿肌结缔组织明显增多，从而导致逼尿肌功能不能同步协调收缩和逼尿肌细胞内平滑肌肌动蛋白含量的明显减少，可能是逼尿肌过度活动和膀胱逼尿肌功能改变的组织学基础。Makar 等经球囊膀胱测压法测定逼尿肌功能提示，急性尿潴留患者行尿动力学测定前需留置导尿管 1 周，才能使逼尿肌功能有所恢复。Dubey 等对 58 例急性尿潴留患者行膀胱压力 – 流率测定及国际前列腺症状评分分值测定才能有效预测前列腺手术的疗效，并证实有 97% 的患者能产生随意性逼尿肌收缩。研究表明，膀胱过度扩张可导致膀胱壁的胆碱能神经分布密度下降，7 天后达到最高峰，并持续 3 周以上。

19. 小体积良性前列腺增生伴膀胱出口梗阻的患者排尿困难更明显

研究发现，在小体积良性前列腺增生伴随膀胱出口梗患者，膀胱排空障碍及逼尿肌收缩功能降低更为明显。邢东等探讨中小体积良性前列腺增生伴膀胱出口梗阻患者的尿动力学特点，年龄 > 70 岁的良性前列腺增生中有膀胱出口梗阻者 115 例，前列腺体积 ≤ 30 ml 组年龄、最大尿流率时膀胱压力及逼尿肌压力均明显低于前列腺体积 > 30 ml 组，而残余尿量明显高于前列腺体积 > 30 ml 组（$P < 0.05$）；在前列腺体积 ≤ 30 ml 组，逼尿肌收缩乏力发生率明显高于前列腺体积 > 30 ml 组。

小体积的良性前列腺增生，在经尿动力学检查判断为膀胱出口梗阻时，发生膀胱排空障碍及逼尿肌收缩能力降低的可能性更大，远高于较大体积的良性前列腺增生，而逼尿肌收缩乏力可以明显影响患者膀胱的尿排空能力。

（李燕宁　张永青　整理）

20. 良性前列腺增生合并前列腺炎的发病与临床特点

研究表明，良性前列腺增生患者合并慢性前列腺炎的发生率较高。慢性前列腺炎是良性前列腺增生临床进展的重要因素之一，同时也是良性前列腺增生患者术后发生下尿路症状的重要原因之一。总体来看，良性前列腺增生合并前列腺炎患者除具备单纯良性前列腺增生的一般临床特性外，还具有病史较长、下尿路症状加重、体积增大、急性尿潴留发生率和相关手术风险增大等临床特点。因此，积极预防和治疗前列腺炎有助于改善患者良性前列腺增生的相关症状，降低良性前列腺增生的患病率、延缓良性前列腺增生的病情进展，以及降低相关并发症的发生率，同时也大大减小了相关手术治疗的安全风险。

（1）良性前列腺增生合并前列腺炎的流行病学分析

良性前列腺增生与慢性前列腺炎前者多见于老年男性，而后者则可见于各年龄段。许多学者已从流行病学、解剖学、病理学、细胞因子学说等多方面阐述了两者之间存在着一定的联系。Collins 等对 31 648 例无前列腺癌的患者进行前列腺炎与良性前列腺增生的研究发现，有良性前列腺增生病史的老年人有 7.7 倍的概率曾有前列腺炎病史。袁冰等调查老年良性前列腺增生合并前列腺炎患者的发病情况，总结其临床鉴别特点及治疗情况。对 2365 例良性前列腺增生患者行耻骨上前列腺切除术后的组织标本病理报告和门诊 3588 例良性前列腺增生患者的诊疗情况进行统计分析。研究结果发现，病理学确诊良性前列腺增生患者 2333 例，其中伴有慢性前列腺炎患者 1691 例，占 68.2%；门诊患者中有 3016 例伴有不同程度的慢性前列腺炎，占 84.5%，其中细菌性前列腺炎 2110 例，占 69.9%。从该研究来看，老年慢性前列腺炎并发良性前列腺增生患病率高，在临床上不易鉴别，目前对此类患者的诊断及治疗均不理想，应引起临床医生的高度重视。

良性前列腺增生与前列腺慢性炎症可能具有互相诱导的关系。有资料显示，良性前列腺增生并发慢性前列腺炎高达 78.3%，并且随着良性前列腺增生程度加重，慢性前列腺炎发生率逐渐增高，提示慢性前列腺炎与良性前列腺增生有高度的相关性。Kohnen 等报道，在 161 例因良性前列腺增生而行前列腺切除术的患者中，炎症发生率为 98.1%。Bedalov 等报道，良性前列腺增生患者术后前列腺标本并发前列腺炎占 90.3%。Nickel 等研究也发现，前列腺炎性改变是良性前列腺增生患者最常见的组织学改变，即使没有前列腺炎临床症状的良性前列腺增生患者也是如此，其研究的 80 例无前列腺炎症状良性前列腺增生患者行经尿道前列腺电切术的前列腺组织中，100% 存在炎症。

（2）良性前列腺增生合并前列腺炎的主要原因

良性前列腺增生合并慢性前列腺炎主要原因有：①前列腺体积增大时，间质的增生挤压前列腺导管，导致腺管狭窄或者闭塞，前列腺液排出不畅或滞留。此外，良性前列腺增生易并发便秘等排便障碍，诱发肛肠感染，而肛肠感染的细菌可通过淋巴系统而引起前列腺感染。②前列腺导管细长弯曲，开口小，与精囊、输精管毗邻，射精管穿行于前列腺组织内与尿道成直角或斜行向上进入尿道，这样的结构导致病原菌易于进入腺体，而不利于腺体分泌物的排出和引流，而且输精管开口和前列腺腺管开口位置均在后尿道，容易相互逆行感染。③良性前列腺增生所致的残余尿增加了病原体感染的机会。由于良性前列腺增生并发尿潴留时须行导尿器械操作，从而造成尿道损伤并将细菌带入，导致前列腺感染。同时，慢性前列腺炎也可加重刺激促进前列腺组织增生，尤其是纤维组织的增生。④良性前列腺增生使前列腺部及膀胱颈部黏膜充血、水肿，局部免疫力下降，使致病菌或非致病菌易侵入前列腺引起感染。部分患者在前列腺腺体增生前已患有慢性前列腺炎一直未愈。

已有研究表明，良性前列腺增生标本中广泛存在组织学炎症的浸润，而免疫性炎症与良性前列腺增生的进展密切相关。在良性前列腺增生组织中的炎症区域存在的主要淋巴细胞为活化的 T 细胞，而 Th17 是近年来发现的一类 $CD4^+$ T 细胞亚群，其主要分泌的效应因子为 IL-17，主要作用于局部炎症反应和自身免疫反应的诱导，趋化因子是一组具有趋化活性的小分子蛋白质，在炎症、自身免疫病、变态反应过程中发挥重要作用。IL-17 及趋化因子 CCL2、CXCL10 在合并前列腺炎的良性前列腺增生组织中表达高，可能在良性前列腺增生组织学炎症中起重要作用，但 IL-17 及相关趋化因子在良性前列腺增生中的具体作用机制，尚需进一步研究。

（3）良性前列腺增生合并前列腺炎的临床特点与诊治

良性前列腺增生合并前列腺炎临床特点明显，前列腺炎等级越高，炎性反应越明显，良性前列腺增生越严重，需要对其进行详细诊断后对症治疗。大量的基础和临床研究均证实了良性前列腺增生与慢性前列腺炎具有密切的相关性，但良性前列腺增生与慢性前列腺炎在临床上许多症状都相互重叠，均表现有不同程度下尿路症状，很难根据某一症状来确定哪种疾病存在。目前，这两种疾病的诊断均为临床诊断，缺少统一的"金标准"，两者之间无明显的界线，临床诊断与病理诊断有时不能完全统一。对于良性前列腺增生合并前列腺炎的诊断只有综合症状、体征及实验室检查方能做出临床诊断。

研究发现：①单纯的良性前列腺增生在病程上要短于良性前列腺增生合并前列腺炎，发生前列腺炎后，患者会有明显的腰骶部、会阴部疼痛，以及尿频、尿痛、尿白等不适症状。两种病症合并主要是良性前列腺增生对前列腺炎的影响作用，还需要进行不断地研究。②需要明确单纯良性前列腺增生与良性前列腺增生合并前列腺炎患者实验室诊断，检查前列腺特异性抗原，单纯良性前列腺增生低于良性前列腺增生合并前列腺炎患者，因为特异性抗原在外周血液中含量相对较低，所以，单纯良性前列腺增生的前列腺特异性抗原实验结果低于良性前列腺增生合并前列腺炎患者。③单纯良性前列腺增生的前列腺体积明显大于良性前列腺增生合并前列腺炎，说明前列腺炎很可能成为良性前列腺增生的诱发因素，因此，在对良性前列腺增生合并前列腺炎的患者，应先进行前列腺炎的治疗，逐渐地减少其前列腺炎症反应，在此基础上延缓病情发展，降低并发症的发生，减少手术过程中的风险。

随着医疗的发展，越来越多的医学研究将良性前列腺增生与前列腺炎合并探讨，从患者的临床表现、实验室检查等各个方面进行探讨，从科学的角度认真研究良性前列腺增生合并前列腺炎的临床特点，目的是针对前列腺炎合并良性前列腺增生的患者制定相应的治疗方案。目前经尿道前列腺电切术仍是治疗良性前列腺增生的金标准，但是由于前列腺尖部组织，尤其是纤维化组织需要得到完全彻底的离断，所以要注意对尿道外括约肌的保护，避免出现损伤，对膀胱颈部完全切除增生的瘢痕组织时，要警惕出现膀胱挛缩。此外，在手术之后，前列腺被摘除，尿路梗阻症状虽然得到缓解，但是容易出现膀胱痉挛，引起膀胱区和尿道疼痛，这时应给予胆碱能受体拮抗剂进行治疗，以缓解患者疼痛症状。良性前列腺增生合并前列腺炎，前列腺腺体大多数偏小且质地较硬、纤维结缔组织增生、周围炎性粘连和解剖层次不清。所以，如果采取开放性手术治疗，手术中会因为良性前列腺增生腺体和外科包膜粘连而难以剥离，手术会很难进行，如果在手术过程中对腺体进行强行分离，行锐性切除过程中，很容易出现腺体残留、术后膀胱颈挛缩等并发症。

21. 良性前列腺增生与勃起功能障碍的关系

年龄是阴茎勃起功能障碍最重要的危险因子，50 岁比 40 岁的男性阴茎勃起功能障碍发生率要高 1 倍，而对于 60 岁男性来说相对风险要高 5 倍。在美国有研究发现，40 ～ 70 岁的男性 52% 患有阴茎勃起功能障碍，其中 2/3 症状严重，并且阴茎勃起功能障碍相似的情况也发生在良性前列腺增生患者。

有学者观察了良性前列腺增生主观症状和阴茎勃起功能障碍的相关性，采用国际勃起功能评分对两者之间的关系进行研究，发现老年男性患者的前列腺症状评分明显高于年轻者，阴茎勃起功能障碍的程度与前列腺症状评分有相关性，分数越高阴茎勃起功能障碍程度越严重，国际勃起功能评分与国际前列腺症状评分呈现负相关。同一作者对于前列腺体积和阴茎勃起功能障碍的关系也做了详细研究，结果发现国际勃起功能评分与前列腺体积增加呈负相关，体积越大，阴茎勃起功能障碍越严重。

良性前列腺增生伴有代谢综合征的患者出现勃起功能障碍的概率是正常人群的 3 倍多。目前已明确与勃起功能障碍有关的代谢性疾病包括肥胖、高血压、2 型糖尿病及高脂血症，而且代谢综合征的表现越多，发生勃起功能障碍的概率就越大。究其原因，一方面是由于代谢综合征可导致男性性腺功能减退，从而影响雄激素的分泌，使得患者性功能减退，进一步导致勃起功能障碍。与此同时，对性腺功能减退的患者而言，其一氧化氮合成明显减少，这同样可导致阴茎勃起功能异常。另一方面，代谢综合征患者由于存在动脉粥样硬化，在一定程度上影响阴茎动脉的供血情况，动脉粥样硬化引发高血压时，阴茎小动脉粥样硬化所引发的勃起功能障碍可能是最先出现的症状。通过研究动物模型发现 2 型糖尿病动物模型中阴茎一氧化氮合酶表达明显下降，而一氧化氮合酶的活性与勃起功能直接相关。代谢综合征还可能通过抑制 ROK 通路，抑制阴茎海绵体松弛，从而导致勃起功能障碍。以前的观点认为，在老年男性中下尿路梗阻症状／良性前列腺增生和阴茎勃起功能障碍是一种简单的共存现象。目前越来越多的证据表明，下尿路梗阻症状／良性前列腺增生患者阴茎勃起功能障碍的患病率要明显高于其他患者，即使经过年龄和同病发生的统计学校正，结果也是如此。

良性前列腺增生的筛查与诊断

22. 良性前列腺增生患者的临床评估

以下尿路症状为主诉就诊的 50 岁以上男性患者，首先应该考虑良性前列腺增生的可能。为明确诊断，应做以下临床评估。

（1）病史询问：询问内容包括：①下尿路症状的特点、持续时间及伴随症状。②手术史、外伤史，尤其是盆腔手术或外伤史。③性传播疾病、糖尿病、高血压、高血脂、神经系统疾病的病史。④药物史，了解患者目前或近期是否服用了影响膀胱出口功能的药物。⑤患者的一般状况。

（2）体格检查：对有下尿路症状的患者行直肠指诊非常重要，应在膀胱排空后进行。直肠指诊可以了解是否存在前列腺癌，经直肠指诊怀疑有异常的患者最后确诊前列腺癌的有 26%～34%，而且随着年龄增加呈上升趋势。直肠指诊可以了解前列腺的大小、形态、质地、有无结节及压痛、中央沟是否变浅或消失，以及肛门括约肌张力情况。但直肠指诊对前列腺体积的判断不够精确，尤其是以中叶增生为主的患者。目前经腹部超声或经直肠超声检查可以更精确描述前列腺的形态和体积。

（3）局部神经系统检查（包括运动和感觉神经）。

（4）尿常规检查：尿常规可以确定存在下尿路症状患者是否有血尿、蛋白尿、脓尿及尿糖等。

（5）血清前列腺特异性抗原检测：前列腺癌、良性前列腺增生、前列腺炎都可能使血清前列腺特异性抗原升高。因此，血清前列腺特异性抗原不是前列腺癌特有的指标。另外，泌尿系感染、前列腺穿刺、急性尿潴留、留置导尿、直肠指诊及前列腺按摩也可以影响血清前列腺特异性抗原值。

良性前列腺增生与前列腺炎引起前列腺特异性抗原增加的机制还不清楚，推测可能与下列因素有关：①炎症过程导致前列腺上皮细胞产生前列腺特异性抗原增多，细胞凋亡使前列腺特异性抗原释放增多；②前列腺特异性抗原在腺管系统的正常生理屏障被破坏；③炎症导致血管通透性改变。前列腺腺管与血液循环间正常的屏障被破坏可能是重要原因。另外，年龄对前列腺特异性抗原也有一定的影响，一般认为，前列腺的体积随年龄增大而增加，前列腺特异性抗原随之上升。Stenman 按年龄划分的 95% 可信限测定的前列腺特异性抗原正常值为：40～49 岁＜2ng/ml，50～59 岁＜3ng/ml，60～69 岁＜4.5ng/ml，70～79 岁＜5.5ng/ml。研究发现，高年龄段患者血清前列腺特异性抗原水平较低年龄段患者前列腺特异性抗原明显升高，但当良性前列腺增生患者合并前列腺组织炎症时，发病年龄较轻，平均 54.4 岁，前列腺的体积平均 32g，而单纯良性前列腺增生患者平均 61.4 岁，前列腺的体积平均 40g。前列腺慢性炎症和良性前列腺增生具有互为诱导的关系。

血清前列腺特异性抗原与年龄和种族有密切关系。一般 40 岁以后血清前列腺特异性抗原会升高，不同种族的人群前列腺特异性抗原水平也不相同。血清前列腺特异性抗原值与前列腺体积相关，临床医生将前列腺特异性抗原 ≥ 4ng/ml 作为前列腺穿刺活检的适宜对象。血清前列腺特异性抗原作为一项危险因素可以预测良性前列腺增生的临床进展，从而指导治疗方法的选择。

（6）超声检查：超声检查可以了解前列腺形态、大小、有无异常回声、突入膀胱的程度，以及残余尿量。经直肠超声还可以精确测定前列腺体积（计算公式为：0.523× 前后径 × 左右径 × 上下径）。另外，经腹部超声检查可以了解泌尿系统（肾、输尿管）有无积水、扩张、结石或占位性病变。

（7）尿流率检查：尿流率有两项主要指标，最大尿流率和平均尿流率，其中最大尿流率更为重要。但是最大尿流率减低不能区分梗阻和逼尿肌收缩力减低。还需结合其他检查，必要时行尿动力学检查。最大尿流率存在着很大的个体差异和容量依赖性，因此膀胱内存积尿量为 150 ～ 200 ml 时进行检查较为准确，必要时可重复检查。

（8）排尿日记：以夜尿为主的下尿路症状患者排尿日记很有价值，记录 24 小时排尿日记有助于鉴别夜间多尿和饮水过量。

（9）血肌酐测定：良性前列腺增生导致的膀胱出口梗阻可以引起肾损害，血肌酐升高，但是最近研究认为在排空的情况下可以不必检测血肌酐，因为良性前列腺增生所致的肾损害在达到血肌酐升高时已经有许多其他的变化，如肾积水、输尿管扩张／反流等，而这些可以通过超声检查及静脉肾盂造影检查得到明确的结果。仅在已经发生上述病变且怀疑肾功能不全时才选择此检查。

（10）静脉尿路造影检查：如果下尿路症状患者同时伴有反复泌尿系感染、镜下或肉眼血尿，怀疑肾积水或者输尿管扩张反流、泌尿系结石，应行静脉肾盂造影检查。应该注意，造影剂过敏或者肾功能不全者禁止行静脉尿路造影检查。

（11）放射性核素肾图：利用放射性核素肾图代替静脉尿路造影可以检查肾功能及上尿路的引流情况。目前比较先进的设备是单光子断层扫描仪肾图检查，可以精确计算出分肾功能。

（12）尿道造影：怀疑尿道狭窄时建议此项检查。

（13）尿动力学检查：此项检查通过压力－流率函数曲线图和图形来分析逼尿肌功能及判断是否存在膀胱出口梗阻。对引起膀胱出口梗阻的原因有疑问或需要对膀胱功能进行评估时建议行此项检查，结合其他相关检查以除外神经系统病变或糖尿病所致神经源性膀胱的可能。

（14）尿道膀胱镜检查：怀疑良性前列腺增生患者合并尿道狭窄、膀胱内占位性病变时建议行此项检查。通过尿道膀胱镜检查可了解：①前列腺增大所致的尿道或膀胱颈梗阻特点；②膀胱颈后唇抬高所致梗阻；③膀胱小梁及憩室的形成；④膀胱结石；⑤残余尿量测定；⑥膀胱肿瘤；⑦尿道狭窄的部位和程度。

（15）前列腺穿刺活检：对可疑前列腺恶性病变的患者，应在 B 超引导下行前列腺穿刺，行病理学检查明确诊断。

（16）前列腺 CT 及磁共振检查：可以了解前列腺的大小及与周围脏器的关系，排除前列腺癌的可能。

良性前列腺增生的诊断流程以《中国泌尿外科疾病诊断治疗指南手册》中推荐的前列腺疾病诊断流程为主，详见图 3-1。

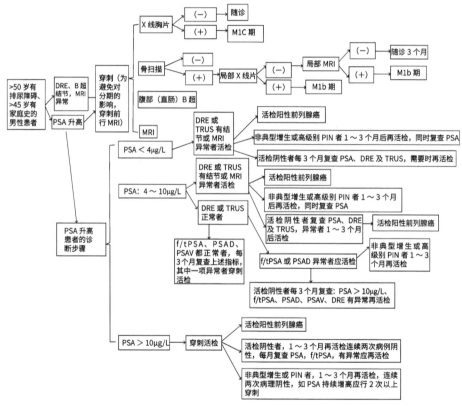

注：DRE：直肠指检；TRUS：经直肠超声检查；PSA：前列腺特异性抗原，fPSA：游离前列腺特异性抗原；tPSA：总前列腺特异性抗原；PIN：前列腺上皮内瘤变；PSAD：前列腺特异性抗原密度；PSAV：前列腺特异性抗原速率。

图 3-1　以良性前列腺增生为主的前列腺疾病诊断流程

23. 世界公认的良性前列腺增生患者评估标准

对良性前列腺增生患者症状分析和治疗效果的评估，需要有一个量化标准。国际评委会得到世界卫生组织支持，同意采用美国泌尿协会衡量委员会制定的国际前列腺症状评分作为世界性公认的对良性前列腺增生患者的评估标准，同时该评分标准也是目前国际公认的判断良性前列腺增生患者症状严重程度的最佳手段。此外，国际前列腺症状评分是良性前列腺增生患者下尿路症状严重程度的主观反映，它与最大尿流率、残余尿量及前列腺体积无明显相关性。

国际前列腺症状评分总分为 35 分，分为：①轻度症状：0 ～ 7 分；②中度症状：8 ～ 19 分；③重度症状：20 ～ 35 分。具体评分内容和排尿情况对生活质量影响的评分如表 3-1、表 3-2 所示。

表 3-1 国际前列腺症状评分

在最近 1 个月内，你是否有以下症状	在 5 次中					
	少于1 次	少于半数	大约半数	多余半数	几乎半数	症状评分
1. 是否经常有尿不尽感	0	1	2	3	4	4
2. 两次排尿间隔是否经常小于 2 小时	0	1	2	3	4	4
3. 是否两次排尿之间有间断性排尿	0	1	2	3	4	4

续表

在最近 1 个月内，你是否有以下症状	在 5 次中					
	少于1 次	少于半数	大约半数	多余半数	几乎半数	症状评分
5. 是否有尿线变细现象	0	1	2	3	4	4
6. 是否需要用力及使劲才能开始排尿	0	1	2	3	4	4
7. 从睡觉到早起一般需要起来排尿几次	没有	1 次	2 次	3 次	4 次	更多

表 3-2　排尿情况对生活质量的影响

如果在您今后生活中始终伴有现在的排尿症状，您认为如何？	高兴	满意	大致满意	还可以	不大满意	苦恼	很糟
生活质量评分（QOL）=	0	1	2	3	4	5	6

24. 血清前列腺特异性抗原与良性前列腺增生的关系

分子生物学研究表明，前列腺特异性抗原的表达主要限于前列腺的上皮，但在尿道旁腺、乳腺上皮和子宫内膜也有低水平的表达。正常情况下，前列腺导管腔内的前列腺特异性抗原直接释放入精液，并以高浓度存在其中，而正常 60 岁以下男性血清中前列腺特异性抗原的浓度仅 3 ～ 4ng/ml，相当于精液含量的 1/100 万，这说明前列腺导管系统周围环境的正常屏障作用，防止了高浓度前列腺特异性抗原外泄到细胞外间隙，维持血循环中前列腺特异性抗原的低浓度。那么，当血清中前列腺特异性抗原水平升高时，只有两种可能：一是前列腺特异性抗原的分泌量增加；二是正常的屏蔽作用被打破。但一般人认为，前列腺特异性抗原的分泌量与前列腺体积有关，Stamey 等根据良性前列腺增生患者术前与术后血清前列腺特异性抗原的差值及经尿道前列腺电切术切除的增生前列腺组织体积，计算出每克增生前列腺组织使血清前列腺特异性抗原升高 0.2 ng/ml（Pros-Check 法）。

Oesterling 等对 471 例无前列腺癌迹象的 40～79 岁男性进行检查发现，血清前列腺特异性抗原浓度不但同患者前列腺体积相关，也与患者年龄相关，这些数据说明，在良性状态下血清前列腺特异性抗原水平是随年龄增长及前列腺体积的增大而上升的。当然，仅以此来解释老年前列腺特异性抗原增高的原因是不够的，实际上大多数老年人血清前列腺特异性抗原都有所升高，李林等研究显示，前列腺特异性抗原在肛腺、乳腺癌组织、母奶、血液内均有发现。

另外，由于血清前列腺特异性抗原是一个精确而灵敏的指标，许多有关的临床检查项目都可能会影响前列腺特异性抗原水平，如直肠指诊、前列腺按摩、膀胱镜检查、经直肠超声检查、前列腺穿刺活检、经尿道前列腺电切术和非那雄胺的应用等，而且一些治疗方法如内分泌治疗，也可影响前列腺特异性抗原水平。

25. 尿流动力学检查可以为良性前列腺增生临床诊疗提供准确、客观、量化的参考指标

尿流动力学的检测主要依靠电生理学及流体力学原理，再采取传感技术及计算机技术对其进行运作，从而达到对尿路的活动情况、压力及流率进行准确监测的目的，最终对尿道及膀胱功能进行分析，对膀胱功能进行有效监测，从而对患者进行明确了解，为临床诊断提供数据。尿动力检查具有直观、准确、量化等优点，对良性前列腺增生患者进行全面尿流动力学检查可更准确判断患者膀胱功能情况及膀胱出口梗阻情况，有利于临床准确评估病情，预测疗效与并发症，为患者选择更适合的治疗方案。具体有以下功能：

（1）尿流动力学检查对复杂性下尿路排尿功能障碍患者的诊断具有重要意义，能精确地了解患者逼尿肌、尿道括约肌功能，并对下尿路病变的部位和程度做出定性、定位的诊断和分类，且在鉴别排尿障碍的具体病因时，尿流动力学检查十分重要。传统诊断方法有一些不可克服的缺点：①术前不能准确反映膀胱逼尿肌的功能，术后无法对尿失禁及排尿功能障碍做出病因学诊断。②不能准确得知梗阻性质及梗阻程度。所以，在鉴别诊断方面，尿流动力学检查是一项有益的补充。

（2）当良性前列腺增生合并其他相关疾病时，尿流动力学检测结果往往与单良性前列腺增生不一致，此时尿流动力学检查不仅能提供膀胱逼尿肌及膀胱出口梗阻等信息，更重要的是能为及

时手术干预提供重要依据。如当良性前列腺增生与糖尿病膀胱病共同存在时，其尿流动学表现更复杂多样，初始尿意容量 ≥ 250 ml，最大逼尿肌压、残余尿量及最大膀胱容量发生率较单纯良性前列腺增生增加，尤其是膀胱逼尿肌受损较单纯的良性前列腺增生患者更明显，前列腺增生合并糖尿病患者血糖控制不理想者，随病程的增加，尿流动力学指标上残余尿量、膀胱顺应性（膀胱顺应性 = 逼尿肌压力增加与膀胱容量增加的比值）值及不稳定性明显增加，最大尿流率、最大尿流率时逼尿肌压及最大逼尿肌压较单纯前列腺增生患者明显减小。因此，前列腺增生合并糖尿病患者应通过尿流动力检查以明确逼尿肌功能状态损害的程度，便于准确地选择手术时机，因为糖尿病累及膀胱神经后会导致排尿的容量阈值增大，引起逼尿肌失代偿，因此一旦出现排尿困难等临床表现，可能逼尿肌已经出现收缩乏力，这时即使解除前列腺增生导致的膀胱出口梗阻，也往往手术效果欠佳。需要注意的是，逼尿肌收缩力极弱患者，不宜行经尿道前列腺电切术，否则会出现较多并发症，可术前留置尿管，让逼尿肌得到充分休息再行尿流动力学复查，当最大逼尿肌压大于最大尿道闭合压时应注意到术后可能会出现短暂性尿失禁。

（3）尿流动力学检查对于神经源性膀胱患者的诊断非常有价值，其可以明确神经源性排尿功能障碍的严重程度，检查方有充盈期膀胱压力－容积测定、漏尿点压测定、压力－流率测定。此外，联合肌电图或影像尿流动力学检查能够增加诊断的能力。

对于尿流率表现，逼尿肌无反射者表现为慢性尿潴留，逼尿肌反射亢进者表现为波浪或间断性排尿，充盈期膀胱测压如合并有中枢神经病变则为逼尿肌反射亢进，膀胱压力图上可见储尿期有压力波动，影像 – 压力 – 流率同步检查能进一步区别逼尿肌反射亢进压型和逼尿肌无反射压型。在治疗方面，如逼尿肌无反射型可以用氯贝胆碱协同降低尿道压力及膀胱出口阻力，药物有特拉唑嗪、坦索罗辛等，但是对于逼尿肌 – 括约肌失调者不适用。

（4）对合并神经系统疾病的良性前列腺增生患者进行治疗方案选择时，应同时考虑膀胱出口梗阻、逼尿肌功能情况。Han等发现，脑梗死患者逼尿肌过度活动发生率为 70.7%，逼尿肌无收缩力发生率为 29.3%，而脑出血患者逼尿肌过度活动发生率为 4.6%，逼尿肌无收缩力发生率为 65.4%。因此，对部分尿动力学检查表现为逼尿肌无力的患者需详细询问卒中病史后判断有无行前列腺切除术的必要，因为随着梗阻程度地不断加重，可导致逼尿肌失代偿，尿流动力检查中表现为逼尿肌无力。对于此类患者，解除梗阻后通过耻骨上膀胱穿刺造瘘或留置导尿管转流尿液，待逼尿肌得到充分休息后，部分患者可逐步恢复自主排尿。术前尿动力学检查逼尿肌无抑制性收缩幅度越大，逼尿肌收缩力越强，术后疗效越好，术前膀胱顺应性及测压容量异常增高、没有逼尿肌且无抑制性收缩出现者，术后疗效差。传统意义上的良性前列腺增生手术指征，对患者术后功能恢复情况不能完全准确判断，术前如存在逼尿肌收缩无力、高顺应性膀胱、膀胱感觉减退，手术虽然可以解除梗阻，但术后疗效差。

26. 超声诊断良性前列腺增生具有重要价值

超声检查对前列腺和精囊的诊断有重要价值，其可以观察前列腺、精囊的形态和结构，测定前列腺体积和重量，为鉴别诊断提供依据（测量前列腺体积 =0.523× 三径线之乘积；前列腺重量 =1.05× 前列腺体积）。超声检查前列腺和精囊的探测途径有经腹壁、经直肠、经会阴及经尿道 4 种，临床上以经腹壁最为简单，应用最为普遍，经直肠探查前列腺最清晰，诊断正确率高于其他途径（通过超声了解前列腺形态、内部结构及良性前列腺增生时膀胱的改变，为手术的选择提供依据）。良性前列腺增生早期由于膀胱逼尿肌可通过代偿克服增加的尿道阻力，将膀胱内增多的尿液排空而无残余尿，当残余尿量达 50 ml 时，提示膀胱逼尿肌已处于早期失代偿状态，而超声是测量残余尿量最有效而简单的方法。测定残余尿量对评价良性前列腺增生的病情和治疗方案的选择都非常重要，同时超声还能对前列腺电切、手术及支架置入后的情况进行动态观察，以了解疗效。

正常情况下，前列腺探头的入路不同，回声图亦不同，一般声像图显示前列腺呈栗子形，左右对称，左右径大于前后径，外有完整的包膜光带，边界清晰，内部回声均匀而有较稀疏的细小光点。

（1）良性前列腺增生超声检查声像图

①进出波间距增宽，尿道波之外尚可见少许散在波。

②前列腺横径和纵径均增大，而后者更明显，可等于或大于横径，近似圆形，但包膜光带完整，内部回声较均匀一致。前列腺中叶增生明显者，可见凸入膀胱暗区，尿道内口向前抬起移动，可为治疗方式的选择提供参考。良性前列腺增生严重者应测定残余尿，具体测定方法为：A. 计算公式：把膀胱当作椭圆球体，然后借用椭圆球体公式计算，残余尿量＝上下径 × 左右径 × 前后径 ×0.523。B. 经验公式：适合计算残余尿量少的患者，残余尿量＝上下径 × 左右径 × 前后径 ×0.7。

（2）前列腺炎和前列腺脓肿超声检查声像图

①回声图：可见较多的微波。

②声像图：可见弥漫性肿大，轻度变形，包膜光带不整齐，连续性中断。

③慢性前列腺炎行多次注射治疗后，有不均匀的强回声区，多为炎性结节部位。

④急性前列腺炎、前列腺炎性结节与前列腺癌的超声检查声像图难以区别。

⑤前列腺脓肿表现为前列腺不对称肿大，内部为不规则低回声区或无回声区，脓肿液化后，在脓腔内出现漂浮回声，翻身后明显。

（3）前列腺结石及钙化超声检查声像图

前列腺结石或钙化声像图为点状或斑状强回声，较大者伴有声影，小结石及钙化无声影。良性前列腺增生合并钙化者，常排列成弧形。

（4）良性前列腺增生与前列腺癌超声检查声像图

费翔等报道 43 例良性前列腺增生和 43 例前列腺癌经直肠超声造影成像的改变，经病理证实的前列腺癌组血清前列腺特异性抗原水平显著高于良性前列腺增生组，病例中 67.4% 的前列腺结节位于周围区，13.6% 的前列腺结节位于移行区与周围区交界处，19% 的前列腺结节位于移行区。前列腺癌组结节（1.831±1.19）cm，良性前列腺增生结节（1.06±0.44）cm，两组间结节差异显著。前列腺癌组与良性前列腺增生组相比造影增强表现有显著差异，前列腺癌组主要特征为快进、高增强，增强过程中病灶内造影剂灌注不均，呈不均匀性增强表现，增强过程中及增强后病灶边界清楚，同时增强过程中 83.7%（36/43）的前列腺癌可以观察到与病灶相关的不对称性血管结构，增强后部分前列腺癌病灶内可以观察到无增强区，并且增强后病灶内增强区与无增强区交界处不光滑，连续性较差。有 51.2% 的前列腺癌超声造影可以观察到造影剂快出现象。良性前列腺增生组造影增强表现与病灶周围组织增强表现无明显差异，主要表现为与病灶周围组织同时增强，增强强度为等增强或低增强，增强过程中病灶内造影剂灌注相对均匀，呈均匀性增强，增强后病灶边界不清，少数病灶内呈无增强表现，但病灶内无增强区与增强区边界处光滑连续，极少数病灶增强过程中观察到不对称血管结构，良性前列腺增生病灶均未观察到造影剂快出现象。

造影增强特征显示在鉴别诊断前列腺癌方面有较高的阳性预测值及阴性预测值，增强表现中存在不对称血管结构及造影剂快速消退两个特征的阳性预测值分别为 97.39% 和 100%，而造影不表现为增强区与无增强区边界处不光滑连续及病灶边界清楚这两个特征的阴性预测值分别为 100% 和 87.8%。因此，通过观察造影增强表现有助于良性前列腺增生与前列腺癌的鉴别诊断。

超声造影成像技术是近年来发展起来的能客观反映组织灌注的技术，采用微泡造影使前列腺内微小血管显影，显示病灶内和周边组织的血流分布，目前该技术在实质性器官肿瘤的诊断和鉴别诊断中已呈现出很大优势。

超声造影成像技术应用彩色多普勒超声诊断仪，采用直肠腔内探头，频率 4～8MHz，造影剂采用声诺维（SonoVue），使用前注入生理盐水 5 ml，振荡均匀后抽出 2.4 ml，经肘部浅静脉团注入体内进行超声造影检查，全部造影图像均存在。造影结束后行超声引导下经直肠前列腺穿刺活检。造影图像由两名医生分别独立分析造影增强表现特征，如分析结论一致则为最终结果，造影增强表现从以下 8 个方面进行评价：①增强时间；②增强强度；③增强均匀度；④增强后病灶边界；⑤病灶内过增强区；⑥不对称血管结构；⑦消退时间；⑧病灶内增强区与无增强区边界处连续性。

27. 多排螺旋 CT 对良性前列腺增生的诊断具有较高价值

良性前列腺增生常用的影像检查方法有经直肠超声穿刺活检、直肠内线圈 MRI、CT 等，经直肠超声穿刺活检是诊断前列腺病变最可靠的方法，但假阴性率高达 30% ～ 40%，且是一种有创性检查，有造成出血或继发感染的风险，部分患者不能耐受。MRI 联合直肠内线圈可提供最高软组织分辨率的前列腺图像，对外周带中的低信号有一定的敏感性，但对癌灶的特异性不高。CT 是前列腺疾病的检查方法之一，常规 CT 诊断良性前列腺增生依赖影像解剖及横轴形态学的改变，根据良性前列腺增生好发部位、大小、形态来判断，而部分良性前列腺增生、前列腺癌无论发病部位及影像形态均与良性前列腺增生相似而难以鉴别。

近年来，多排螺旋 CT 的出现为前列腺疾病的诊断提供了一条新的途径。多排螺旋 CT 由于 Z 轴分辨率高、扫描速度快、覆盖范围大、后处理功能强大等特点，明显提高了软组织分辨率及空间分辨率，实现了冠状面、矢状面、斜面等任意面的重建，有利于前列腺病变大小、形态及与周围组织关系的观察，且更适合做动态多期扫描。动态 CT 扫描对良性前列腺增生诊断及鉴别诊断的价值也有作者提及，但使用设备为单排 CT，未能获得良性前列腺增生或前列腺癌准确的强化峰值及随时间变化的规律，多排螺旋 CT 与常规单排 CT 比较具有明显优势。

（1）正常前列腺的形态

正常前列腺呈栗子形，体积无增大，对膀胱颈压迹不明显，中央腺体强化方式与良性前列腺增生相类似，强化较外周带明显，但强化程度远较良性前列腺增生低，这是因为正常前列腺中央带基质较外周带致密，并且较外周带有更多的平滑肌，含水量较外周带少所致，但正常腺体并没有增生，故强化程度没有增生腺体高；良性前列腺增生可有程度不同的排尿不畅等临床症状及体征，而正常前列腺无任何临床症状及体征。前列腺感染、结核等良性病变，增强扫描表现为低密度无强化区，结合临床诊断不难区分。

（2）前列腺轻度增生的形态

前列腺轻度增生呈栗子形，体积不大或轻度增大，明显增生呈类圆形或球形，体积明显增大，所有增生的腺体均向膀胱底部形成深浅不同的压迹，以矢状面重建观察最佳，明显增生腺体突入膀胱颈呈分叶状切迹；前列腺边缘光滑，边界清楚；增生腺体均位于中央区，平扫密度均匀，未发现明显低密度区，CT 值均数为（35.7±3.5）HU；中央腺区可见钙化，钙化可单发或多发，形态多样，呈点状、斑片状、条状或环状；伴前列腺囊肿、膀胱结石、膀胱憩室、膀胱膨出及肾积水者应该鉴别诊断。

（3）良性前列腺增生多期动态扫描变化

动脉期（35s）以轻度强化为主，大部分呈均匀或不均匀强化，CT 值为 34～71HU，均数为（50±10.4）HU；静脉期（65s），呈明显的均匀与不均匀强化，CT 值为 49～87HU，均数为（67.2±12.3）HU；实质期（95s），强化程度最高，CT 值为 57～80HU，均数为（70.1±7）HU，大部分趋均匀强化或基本均匀强化者少。延迟期（180s），以明显强化为主，但强化程度较实质期已有所降低，CT 值为 55～79HU，均数为（68.8±8.2）HU，大部分呈均匀强化。

（4）良性前列腺增生动态扫描时间密度曲线呈缓升－平台型

多排螺旋 CT 对良性前列腺增生的诊断具有较高价值。有报道表示，15 例良性前列腺增生患者接受多排螺旋 CT 图像检查，发现前列腺左右径为 4.1 ～ 6.3 cm，前后径为 2.4 ～ 5.6 cm，上下径为 2.5 ～ 5.0 cm，8 例前列腺体积增大，实质内未见明显异常密度影，7 例前列腺体积增大的同时伴有一定程度的高密度钙化影，10 例确诊为前列腺腺肌瘤结节状增生伴慢性炎症，另 5 例确诊为良性前列腺增生伴慢性炎症。可见，多排螺旋 CT 技术可以从多个方面对良性前列腺增生的状态进行检查，从而获取更多详细数据，这对良性前列腺增生的诊断具有较高的应用和推广价值。

（张驰　整理）

28. MRI 诊断良性前列腺增生分辨率高

目前临床对良性前列腺增生诊断以核磁共振成像软组织分辨率最高，其能够在前列腺形态改变前发现病灶，且基于其多序列成像特点，可以将其进行序列组合应用于前列腺疾病诊断。

良性前列腺增生核磁共振成像的主要表现为不同序列诊断均可见前列腺体积增大，T_1WI 序列难以对中央叶、周围叶分界予以清晰地显示，且表现为低信号状态；T_2WI 及脂肪抑制序列则对中央叶及周围叶结构可以清晰显示，图像显示中央叶与周围叶具有清晰的分界，且中央叶呈现出增大的趋势，表现为斑点状，在信号方面表现为结节状高低混杂，部分信号表现稍高。另外，受压力作用的影响，周围叶变薄，信号表现稍高或高信号；DWI 及 SPAIR 信号均稍高。有研究对不同序列良性前列腺增生的检查结果进行分析，41 例良性前列腺增生患者应用 5 种扫描方式，结果显示，常规序列、常规序列＋SPAIR、常规序列＋SPAIR＋T_2WI 能够对前列腺大小、边界进行观察，明确前列腺内部周围组织情况，帮助鉴别良性前列腺增生。一般情况下，良性前列腺增生多集中在中央叶，表现为中央叶增大与周围叶变薄，该特征能够通过 T_2WI 予以显示，在良性前列腺增生诊断中可以有效应用，该研究结果显示常规序列对良性前列腺增生诊断准确率达到 100%。

磁共振造影剂为 Gd - DTPA（Magnevist，先灵，德国），经肘静脉留置导管时按 0.1mmol/kg 体重在扫描开始的同时快速注射，并用 10 ml 生理盐水冲洗，以保证药物完全引入体内。以团注的方式注入静脉血管后，在体内的代谢过程为：造影剂经过外周静脉回流到心脏进入体循环，经动脉输送均匀分布到达组织器官的毛细血管，由于不同器官和组织的毛细血管分布密度不同，其增强程度也不同，在血管内的造影剂可以通过毛细血管上皮间隙渗出到血管外间隙，并存留一定时间，最终造影剂返回血管内经肾脏排泄。由于非正常组织（如肿瘤组织、增生组织）的毛细血管丰富，其血管的通透性也增大，含有造影剂血液的量明显增加，渗漏到细胞外间隙的造影剂也明显增加，其增强程度也明显不同于血供不丰富的正常组织。另外，药物代谢动力学模型能准确反映造影剂在组织器官内的分布和代谢过程：①最大增强指数：反映造影剂注射后分布在组织内的造影剂的量，主要是血液供应的丰富程度。②造影剂吸收幅度：造影剂到达组织后由毛细血管内进入血管外间隙的数量范围。③交换率：反映造影剂由血管内到血管外及由血管外再返回血管内参数。④造影剂分布指数：指造影剂由血管内进入血管外间隙的速度。因此，组织内毛细血管越丰富，通透性增加，造影剂的渗出和漏出数量越多，其参数数值越大。前列腺肿瘤组织具有丰富的血供，而且肿瘤组织内毛细血管通透性增加，上述四个参数的数值较高，而良性前列腺增生组织同样有丰富的血液供应，但其毛细血管通透性增加并不明显，其主要参数数值略低于前列腺癌。正常前列腺周围带，无论是毛细血管数还是毛细血管的通透性都是正常的，因此，其反映造影剂代谢分布的参数较低。

肖扬锐等选取的 80 例前列腺肿瘤患者的有关感兴趣区，能够在图像上进行标注，66 例患者能够确定良性前列腺增生及正常周围带的有关感兴趣区。80 例肿瘤患者中，造影剂分布 1.199SD，造影剂交换率 3.801SD，造影剂吸收幅度 4.5221SD，最大增强指数为 1.1904SD。66 例良性前列腺增生中，造影剂分布 1.1718SD，造影剂交换率 2.9994SD，造影剂吸收幅度为 3.5758SD，最大增强指数 1.2056SD。80 例在正常周围带中，造影剂分布 1.002SD，造影剂交换率 2.0142SD，造影剂吸收幅度 1.9105SD，最大增强指数 1.0002SD。

综上而言，前列腺癌的最大增强指数、造影剂的分布指数、造影剂交换率、造影剂吸收幅度指标最高；良性前列腺增生最大增强指数、造影剂的分布指数、造影剂交换率、造影剂吸收幅度指标显著低于前列腺癌；正常前列腺周围带，相关指标显著低于前列腺癌及良性前列腺增生。

良性前列腺增生的治疗现状

29. 对有下尿路症状的患者采取观察与等待是一种合适的处理方式

下尿路症状是良性前列腺增生患者最苦恼的感受，最为患者本人所重视。由于患者耐受程度不同，下尿路症状及其所致生活质量下降是患者寻求治疗的主要原因。因此，下尿路症状及生活质量的下降程度是治疗措施选择的重要依据。医生应主动与患者沟通，充分了解患者的意愿，向患者交代包括观察等待、药物治疗、外科治疗在内的各种治疗方法的疗效与不良反应。

（1）观察等待的适应证

观察等待是一种非药物、非手术的治疗措施，包括对患者的教育、生活方式指导、随访等。因为良性前列腺增生是前列腺组织的一种进行性的良性增生过程，其发展过程较难预测，经过长时间的随访，良性前列腺增生患者中只有少数可能出现尿潴留、肾功能不全、膀胱结石等并发症。因此，对于大多数良性前列腺增生患者来说，观察等待可以是一种合适的处理方式，特别是患者生活质量尚未受到下尿路梗阻症状明显影响的时候。

对于有轻度下尿路症状（国际前列腺症状评分≤ 7 分）的患者，以及有中度以上症状（国际前列腺症状评分≥ 8 分）且生活质量尚未受到明显影响的患者都可以采用观察等待疗法。当然，接受观察等待之前，患者应进行全面检查以排除各种与良性前列腺增生相关的合并症。

经临床研究发现，接受观察等待的患者在随访至 1 年时 85%保持病情稳定，5 年时 65% 无临床进展。一项研究将 556 名有中度下尿路症状的良性前列腺增生患者分为外科治疗和观察等待两组，随访到 5 年时观察等待组有 36% 的患者转入外科治疗组，64% 保持稳定。

（2）观察等待的处理方式

患者教育：应向接受观察等待的患者提供良性前列腺增生疾病相关知识，包括下尿路症状和良性前列腺增生的临床进展，特别应该让患者了解观察等待的效果和预后。同时还应该提供前列腺炎、良性前列腺增生与前列腺癌关系的相关知识，因为良性前列腺增生患者通常更关注前列腺癌发生的危险，研究结果显示有下尿路症状人群中前列腺癌的检出率与无症状的同龄人群并无差别。

生活方式的指导：适当限制饮水可以缓解尿频症状，如夜间和出席公共社交场合时限水，但每日水的摄入量不应少于 1500 ml。

酒精和咖啡具有利尿和刺激作用，可引起尿量增多、尿频、尿急等症状，因此应限制酒类和含咖啡因类饮料的摄入。减少尿频的方法：精神放松训练，把注意力从排尿的欲望中转移开；膀胱训练，提肛训练，鼓励患者适当憋尿，以增加膀胱容量和排尿间歇时间。

联合用药的指导：良性前列腺增生患者常因合并其他全身性疾病而同时使用多种药物，应了解和评价患者这些联合用药的情况，必要时在其他专科医生的指导下进行调整以减少联合用药对泌尿系统的影响。另外，对于便秘患者，应同时积极治疗。

（3）随访

随访是良性前列腺增生患者接受观察等待的重要临床过程。观察等待开始后第 6 个月进行第 1 次随访，以后每年进行 1 次随访。随访的目的是了解患者的病情发展状况，是否出现病情进展及良性前列腺增生相关合并症和（或）手术绝对指征，并根据患者的意愿进行药物治疗或转为外科治疗。随访内容为初始评估的各项内容。

30. 良性前列腺增生的西药治疗进展

良性前列腺增生患者药物治疗的短期目标是缓解患者的下尿路症状，长期目标是延缓疾病的临床进程，预防合并症的发生。在减少药物治疗不良反应的同时保持患者较高的生活质量。治疗良性前列腺增生常用的药物有：

（1）α-受体阻滞药

生理及药理学研究证明，人类前列腺细胞可以通过 $α_1$-受体刺激，使平滑肌收缩张力增加，引起膀胱出口梗阻。人类的前列腺含有较多的 $α_1$-肾上腺素能受体，98% 的 $α_1$-肾上腺素能受体存在于前列腺基质内。α-受体被激活后，细胞内的生化改变主要有三磷肌醇及二酰基甘油增高，使储存于内质网中的钙离子释放，细胞浆内的钙离子激活肌蛋白轻链激酶而使平滑肌收缩，但是，细胞内的钙离子储存有限，很快被耗尽而需要细胞外的钙离子来补充，所以钙离子阻断剂能阻止钙离子向细胞内流，而起到舒张平滑肌的作用。α-受体阻滞类药物通过阻滞分布在前列腺和膀胱颈部平滑肌表面的 α-肾上腺素能受体，松弛平滑肌，达到缓解膀胱出口动力性梗阻的作用。根据尿路的选择性可将 α-受体阻滞药分为非选择性 α-受体阻滞药（酚苄明）、选择性 $α_1$-受体阻滞药（多沙唑嗪、阿夫唑嗪、特拉唑嗪）和高选择性 $α_1$-受体阻滞药（萘哌地尔、盐酸坦索罗辛缓释片）。

α-受体阻滞药适用于有下尿路症状的良性前列腺增生患者，推荐的治疗药物有坦洛新、多沙唑嗪、阿夫唑嗪及特拉唑嗪，也可以选择萘哌地尔应用于良性前列腺增生的治疗，不推荐哌唑嗪及非选择性受体阻滞药酚苄明治疗良性前列腺增生。应用 α-受体阻滞药治疗后 48 小时尿频等症状即可改善，但采用国际前列腺症状评分评估症状改善应在用药 4～6 周后进行，连续使用 α-受体阻滞药 1 个月无明显症状改善者不应继续使用。与安慰剂相比，各种 α_1- 受体阻滞药能显著改善患者的症状，使症状评分平均改善 30% ～ 40%、最大尿流率提高 16% ～ 25%。

各种 α - 受体阻滞药物的临床疗效相近，不良反应有一定的不同。常见不良反应包括头晕、头痛、无力、困倦、直立性低血压、逆行射精等，直立性低血压更容易发生在老年人及高血压病患者中。

（2）5 α - 还原酶抑制药

通过抑制体内睾酮向双氢睾酮的转变，进而降低前列腺内双氢睾酮的含量，达到缩小前列腺体积、改善排尿困难的治疗目的。目前常用的 5 α - 还原酶抑制药物包括非那雄胺和依立雄胺。

非那雄胺适用于治疗有前列腺体积增大伴下尿路症状的良性前列腺增生患者，其可以防止良性前列腺增生的临床进展，减少发生尿潴留或手术治疗的风险。多项大规模临床试验结果证实，非那雄胺可以缩小前列腺体积的 20% ～ 30%，改善患者的症状评分约 15%，提高尿流率 1.3 ～ 1.6 ml/s，并能将良性前列腺增生患者发生急性尿潴留和需要手术干预的风险降低 50% 左右。非那雄胺对前列腺体积较大患者治疗效果更好，使用非那雄胺 6 个月后可获得最大疗效，连续药物治疗 6 年疗效持续稳定。另外，非那雄胺能减少良性前列腺增生患者血尿的发生率，经尿道前列腺电切术前应用非那雄胺（每日 5mg，4 周以上）能减少手术中的出血量。同时还能降低血清前列腺特异性抗原的水平，服用非那雄胺每日 5mg 持续 1 年可使前列腺特异性抗原水平减低50%，对于应用非那雄胺的患者，将其血清前列腺特异性抗原水平加倍后，不影响前列腺癌的检测效能。非那雄胺最常见的不良反应包括勃起功能障碍、射精异常、性欲低下和男性乳房女性化、乳腺痛等。

依立雄胺是一种非竞争性 5α- 还原酶抑制药，能降低国际前列腺症状评分、增加尿流率、缩小前列腺体积和减少残余尿量。

（3）联合药物治疗

联合治疗是指联合应用 α- 受体阻滞药物和 5α- 还原酶抑制药物治疗良性前列腺增生。

α- 肾上腺素能受体阻滞药（如盐酸阿夫唑嗪缓释片）可消除交感神经递质对前列腺平滑肌的作用，使之松弛，减轻膀胱出口梗阻的动力因素；5α- 还原酶抑制药物（如非那雄胺片）可消除雄激素对前列腺的作用，使之缩小，减轻膀胱出口梗阻的静力因素，症状改善明显。联合药物治疗主要适用于临床进展风险较大的患者，以达到：①短期目标：缓解患者下尿路症状；②长期目标：延缓疾病临床进展、预防合并症的发生；③总体目标：保持较高生活质量，减少药物治疗的不良反应。

相比较单用非那雄胺片或阿夫唑嗪缓释片，阿夫唑嗪缓释片联合非那雄胺片能明显改善良性前列腺增生所致的下尿路梗阻、降低国际前列腺症状评分及前列腺重量，并且无明显药物不良反应。

葛兰素史克公司生产的 Jalyn 胶囊是度他雄胺和坦洛新的复方制剂，含有度他雄胺 0.5mg 和坦洛新 0.4mg。前者是 5α- 还原酶抑制药，已被美国 FDA 批准用于良性前列腺增生的治疗，可改善泌尿系统症状、减少急性尿潴留发生及前列腺手术的风险。后者是 α-受体阻断药，能改善良性前列腺增生患者的症状。对 50 岁以上的良性前列腺增生患者，应用度他雄胺与坦洛新联合治疗的效果优于单药治疗。其最常见的不良反应有阳痿、性欲减退、乳腺疾病（包括乳房增大、肿胀）、射精障碍和眩晕等。

　　抗良性前列腺增生药物还可以在白内障手术中引起的虹膜松弛综合征，临床上时有发生。陆琼等研究 $α_1$-肾上腺素能受体阻滞剂坦洛新、5α-还原酶抑制剂非那雄胺与白内障超声乳化术中发生虹膜松弛综合征的关系。回顾分析行白内障超声乳化手术患者 402 例（439 只眼），男性 211 例（235 只眼），女性 191 例（204 只眼），年龄 55 ～ 94 岁，平均 78.23 岁，筛选有良性前列腺增生患者 180 例（190 只眼），根据服用抗良性前列腺增生药物的情况分成 A、B 两组，各 50 只眼，A 组单纯服用盐酸坦洛新，B 组单纯服服用非那雄胺，观察 A、B 两组发生虹膜松弛综合征的概率及术后并发症，结果为：A、B 两组均有患者发生虹膜松弛综合征，A 组发生 6 只眼，B 组发生 3 只眼，两组差异无显著性；术后出现的并发症，一过性高眼压 4 只眼，角膜水肿 2 只眼，1 只眼术中使用虹膜拉钩，术后出现瞳孔变形。因此，白内障超声乳化术中出现的虹膜松弛综合征可能与抗良性前列腺增生药物有关，肾上腺素能 $α_1$-受体阻滞剂与 5α-还原酶抑制剂均可引起。

　　虹膜松弛综合征是出现在白内障术中的小瞳孔综合征，最早由 Chang 在 2005 年报道，其特征为虹膜疲软无力并随正常的灌注流量而起伏、涌动，虹膜易脱出并嵌顿于水密性强的切口内，术前虽经充分散瞳，但仍出现术中进行性的瞳孔缩小。根据术前药物扩瞳后，瞳孔的大小及术中虹膜松弛程度又将虹膜松弛综合征分为轻、中、重度三级。坦洛新对瞳孔开大肌的麻痹，非那雄胺对激素水平的调节，一定程度上都激发了虹膜松弛综合征。虹膜松弛综合征也可能与良性前列腺增生患者本身体质有关，可能是多种机制共同调节的结果。

（4）特异性水解酶磷酸二酯酶 -5 抑制剂

环腺苷酸和环鸟苷酸是细胞内重要的第二信使，在信号传导和生理调节中起重要的作用，如平滑肌收缩与舒张、血压的调控、神经递质的传导、血小板的黏附等。环腺苷酸和环鸟苷酸会被一组特异性水解酶磷酸二酯酶降解。

目前共有 5 种已经上市的特异性水解酶磷酸二酯酶 -5 抑制剂，它们是西地那非（万艾可，辉瑞公司，美国）、他达拉非（希爱力，礼来公司，美国）、伐地那非（艾力达，拜耳，德国）、乌达那非（Zydena，东亚医药科技，韩国）和米罗那非（Mvix，SK 化学，韩国）。以上 5 种特异性水解酶磷酸二酯酶 -5 抑制剂都有快速起效、合适的药效时间及至少 65% 的有效率等优点，除了阴茎海绵体外，特异性水解酶磷酸二酯酶 -5 也在整个泌尿生殖道表达并介导相关的平滑肌松弛。特异性水解酶磷酸二酯酶 -5 抑制剂在除勃起功能障碍以外的许多良性泌尿系疾病中都有临床意义，如良性前列腺增生 / 下尿路症状、阴茎异常勃起、早泄、尿路结石、膀胱过度活动症、阴茎硬结症和女性性功能障碍。

特异性水解酶磷酸二酯酶 -5 抑制剂除作为治疗勃起功能障碍的一线口服药物外，其在治疗良性前列腺增生，下尿路梗阻症状中的作用也受到了广泛的关注，许多临床试验已经证明，特异性水解酶磷酸二酯酶 -5 抑制剂在良性前列腺增生，下尿路梗阻症状中的有效性及安全性，美国和欧洲泌尿外科协会指南分别于 2011 年和 2013 年，推荐口服他达拉非（5mg，1 次 / 日）用于治疗良性前列腺增生 / 下尿路梗阻症状伴随或不伴随勃起功能障碍。

特异性水解酶磷酸二酯酶 -5 抑制剂联合 α- 受体阻滞剂，以及特异性水解酶磷酸二酯酶 -5 抑制剂与其他药物联用的疗效被广泛地研究。α- 受体阻滞剂仍然是治疗下尿路梗阻症状的一线药物，因此，更多的研究是关于特异性水解酶磷酸二酯酶 -5 抑制剂联合 α- 受体阻滞剂用于下尿路梗阻症状的治疗。Singh 等研究了 α_1- 受体阻滞剂坦索罗辛 (0.4mg，1 次 / 日) 和他达拉非 (10mg，1 次 / 日) 联合使用对良性前列腺增生 / 下尿路梗阻症状的疗效。结果显示，联合使用组比较各自单独使用显著降低患者国际前列腺症状评分。此外一项最新的为期 6 个月的研究显示，坦索罗辛 (0.4mg，1 次 / 日) 和西地那非 (25mg，1 次 / 日) 联合使用在改善国际前列腺症状评分上显著优于坦索罗辛和安慰剂联用，但两组的最大尿流率并无显著差异。这些研究结果表明特异性水解酶磷酸二酯酶 -5 抑

制剂和 α- 受体阻滞剂在治疗良性前列腺增生 / 下尿路梗阻症状时具有更好的疗效。与联合应用 $α_1$- 受体阻滞剂不同，特异性水解酶磷酸二酯酶 -5 抑制剂与 5α- 还原酶抑制剂的联合使用无临床意义。

特异性水解酶磷酸二酯酶 -5 抑制剂治疗良性前列腺增生 / 下尿路梗阻症状的可能机制有以下几点：①轻微至中等的前列腺与膀胱颈平滑肌的舒张；②显著的局部血管扩张以提供足够的前列腺血流灌注；③显著提高局部组织器官的氧灌注；④抑制膀胱传入神经的活动；⑤减轻前列腺内的炎症；⑥抗良性前列腺增生。

31. 良性前列腺增生的中药治疗进展

良性前列腺增生属中医"癃闭"范畴。"癃闭"首先见于《黄帝内经》中的"膀胱不利为癃，不约为遗溺""膀胱病，小便闭""三焦者……实则闭癃，虚则遗溺"而提出其病名。汉代张仲景称此为"淋病"及"小便不利"，并辨证为气化不行，水热互结，脾肾两虚而挟热。唐代孙思邈用导尿术治疗小便不通。中医认为，年老体衰、肾气亏虚是本病的发病基础，瘀血、痰浊、湿热、败精是基本的病理因素，劳力过度、情志刺激、外感六淫、饮食不节是常见的发病条件，本虚标实是本病的基本病机特点。中医辨证大致以湿热下注、水道瘀阻、肝郁气滞、肺热气郁、脾气虚弱、阴虚火旺和肾阳不足最常见。

中药治疗良性前列腺增生的作用主要是通过调节泌尿系统平滑肌张力和性激素水平，缩小前列腺体积，抑制前列腺细胞增殖，诱导前列腺细胞凋亡。

（1）临床用方

王珈认为老年肾阳虚血瘀是癃闭的主要病机。金匮肾气丸具有温补肾阳、化气行水之功，加益母草、川芎、穿山甲以活血通络，加黄芪补气活血。具体用药：熟地黄 25g，山药 15g，附子10g，桂枝 20g，山茱萸 10g，茯苓 10g，泽泻 10g，牡丹皮 10g，黄芪 20g，益母草 20g，川芎 15g，穿山甲 15g。用法：水煎，每日 1 剂，早、晚各 1 次，3 周为 1 个疗程，共服用 3 个疗程。

寿仁国用金匮肾气丸加味治疗良性前列腺增生 122 例，显效68 例，有效 42 例，无效 12 例，总有效率为 90.2%。张汉泽用舒列安胶囊治疗良性前列腺增生 100 例，总有效率为 88.3%。欧亚龙等用消积通关汤治疗良性前列腺增生 62 例，显效 15 例，有效33 例，无效 14 例，总有效率为 77.4%。谢文武用癃闭解毒汤（党参、白术、黄芪各 30g，萹蓄、瞿麦、木通、牛膝、薏苡仁各15g，木香、枳壳、牡丹皮各 12g，银花藤、白花蛇舌草、车前子各 30g，大黄 6g，甘草 3g）加减治疗癃闭 56 例效果良好，16 例无效。上述都是经验用方的疗效，具体效果还有待进一步研究。

（2）外用处方

党参 15g，生黄芪 15g，柴胡 10g，天麻 6g，白术 10g，陈皮 10g，猪苓 15g，车前子 10g（包煎），知母 10g，黄柏 10g，肉桂 2g，夏枯草 15g，海藻 10g。配以针灸，取穴：三阴交、关元、气海、肾俞、膀胱俞，并用温熨之法：取大青盐 500g，炒热，以不烫伤皮肤为度，装入布袋置于脐周围，取其咸能入肾、温能通阳化气之义以助药效。

（3）常用中成药

前列舒丸：主要由熟地黄、薏苡仁、冬瓜子、山茱萸、山药、牡丹皮、苍术、桃仁、泽泻等组成，具有扶正固本、滋阴益肾、化瘀利湿作用。药理研究表明，该药对下丘脑垂体性腺轴肾上腺皮质有一定的兴奋和调整作用，并可使血液中皮质酮和雌二醇增高。前列舒丸主要用于调整肾阴和肾阳的偏盛偏衰，是治疗良性前列腺增生的理想中成药。

金匮肾气丸：主要由地黄、山药、山茱萸、泽泻、茯苓、牡丹皮、桂枝、附子组成，有温补肾阳之功，适应于肾阳不足型良性前列腺增生。

前列通瘀胶囊：主要成分为赤芍、土鳖虫、穿山甲、桃仁、石韦、夏枯草、白芷、黄芪、鹿衔草、牡蛎、通草。功效为活血化瘀、清热通淋，用于良性前列腺增生、前列腺炎属瘀血阻滞兼湿热内蕴证。

大黄䗪虫丸：实验研究证明，本方可抑制动脉粥样硬化，抑制前列腺上皮和间质成纤维细胞增殖作用，在良性前列腺增生的形成过程中发挥着特定作用。

桂枝茯苓丸：主要由桂枝、茯苓、牡丹皮、赤芍、桃仁组成，有活血化瘀之功，适应于尿路瘀阻型良性前列腺增生。

前列回春胶囊：主要通过活血祛瘀来改善微循环，增加药物对前列腺的渗透作用，方中穿山甲对治疗良性前列腺增生有特殊作用，通过补肾助阳，调节性激素平衡及神经系统功能来抑制良性前列腺增生，从而改善尿频及尿后余沥等症状。

癃闭舒胶囊：主要由补骨脂、山慈菇、海金沙、金钱草、琥珀等组成。唐涌志等用癃闭舒胶囊治疗 138 例良性前列腺增生，结果国际前列腺症状评分、残余尿测定与最大尿流率获显著改善，分别为 59.4%（82/138）、35.7%（46/129）和 24.3%（33/136）。

（赵鸿 整理）

32. 针灸治疗良性前列腺增生的现状

针灸治疗良性前列腺增生具有疗效稳、安全、性价比高、无不良反应等优势，现逐渐被患者接受。常用方法有：普通针刺、电针、芒针、头针、火针等。灸法有隔药灸、温针灸、脐疗和综合疗法。主要穴位有：三阴交、太溪、太冲、中极、百会、阴陵泉、曲骨、次髎、阿是穴（会阴左右旁 0.5 寸处）、关元、水道、腰阳关等。

针灸治疗良性前列腺增生的机制研究较少，对针灸治疗机制的阐述不甚明确，特别是国内的研究很少使用安慰对照组，这与国内缺少安慰对照组针灸研究的标准方法有关系。今后的临床研究，应着眼于提高临床研究水平，采用设置安慰针灸对照组的多中心随机对照研究，严格科研设计，控制研究质量与内容，与此同时，充分借助生物电技术、激素检验与筛选、超声影像技术等，加强对针灸治疗良性前列腺增生的机制探讨。

（赵鸿　整理）

33. 传统开放手术治疗良性前列腺增生的优势与现状

目前，良性前列腺增生已成为仅次于泌尿系结石的常见病，良性前列腺增生的手术治疗也已逐渐成为泌尿外科医生重点的临床工作之一，但对于良性前列腺增生手术治疗的方法，泌尿外科医生存在广泛争议。因为不同的手术方式其利弊各不相同，而且新技术、新方法不断地涌现，尤其是良性前列腺增生微创手术治疗得到了广泛应用，传统开放手术治疗良性前列腺增生的应用正在逐渐减少，但笔者认为任何一种微创手术方式均不能完全代替开放手术。

临床上常应用于治疗良性前列腺增生的传统开放手术方式有经耻骨上前列腺摘除术、经耻骨后前列腺摘除术（包括改良的保留尿道的经耻骨后前列腺摘除术）、经会阴前列腺摘除术、双侧睾丸摘除术等。开放手术治疗良性前列腺增生的主要优点：手术简单、容易掌握、视野大、直视下手术止血确切、手术摘除前列腺腺体比较彻底，以及可以同时处理膀胱结石、憩室、异物等膀胱内病变。另外，其手术方式在基层医院容易普及，远期疗效好，手术后复发率低。

（1）经耻骨上前列腺摘除术（亦称耻骨上经膀胱前列腺摘除术）

①手术适应证：该术式适用于良性前列腺增生体积特别大（80～130g）或合并有膀胱结石、憩室、肿瘤、异物、尿潴留引起反复尿路感染等患者。

②手术前注意事项：手术前 1 天给患者行保留灌肠、排空大便、备皮、对患者进行心理疏解、手术前给患者静脉输注抗生素。

③手术方法及要点：一般采用硬膜外麻醉，患者取仰卧位，将臀部垫高 10cm，于脐下正中做一个纵形切口（长约 6～12cm），切开皮肤、皮下组织，腹直肌腱鞘以钝性分离方式分离腹直肌，暴露出膀胱前壁，使用两把 Alisa 钳交替钳夹膀胱，使用止血钳戳开膀胱后，应用电刀锐性扩大切口并止血，使用深拉钩牵开膀胱，探查膀胱内的结构。可将突入膀胱的前列腺后唇切开黏膜层，然后依靠手术者的经验和手指感觉将增生的前列腺完整剜除，手术中避免过度牵拉尿道，以免引起术后尿失禁。将尿道剪断之后尽快用纱布填塞前列腺窝压迫止血，如果膀胱后唇过高，应行楔形切除后唇并将切缘于前列腺窝处缝合，使后唇平坦。在 4～5 点、7～8 点、11～1 点处连续或"8"字贯穿缝合前列腺窝膀胱颈部创缘，形成膀胱出口（至少可以容纳食指）。经尿道外口插入 20～22F 的三腔尿管，气囊内注水 15～25ml，并将气囊留置于前列腺窝内。手术过程顺利，一般不需要输血。耻骨后常规放置伤口引流管接负压引流。

④手术后注意事项：常规行生理盐水膀胱持续冲洗，根据引流液颜色调节冲洗速度，保持冲洗管道通畅。手术后留置镇痛泵2～3天，其可以减轻膀胱刺激症状。应用抗生素控制感染，一般无需使用止血药物。加强手术后护理，坚持拍背、咳痰，早期下床活动，避免静脉血栓形成。手术后应行心电监测，必要时吸痰、吸氧，维持水电解质平衡，补充足够热量。

⑤手术后膀胱痉挛的原因与处理：膀胱痉挛是手术后常见并发症，其发生机制尚不清楚，目前多认为是膀胱三角区黏膜受到了手术、出血、压力和尿管刺激等原因引起膀胱逼尿肌的不自主收缩，造成膀胱痉挛性疼痛。防治方法有：A. 手术中止血，彻底止血可以减少冲洗时间和缩短病程，且避免了的引流管阻塞。B.给予镇痛剂和解痉止痛药物。C.调节膀胱冲洗液的压力和温度。D. 对精神过度紧张的患者进行心理疏导，必要时放出气囊内部分液体，减轻气囊对身体的刺激。E. 可以从直肠内给予双氯芬酸钠栓。F. 应用止痛泵者可以减轻膀胱痉挛症状。

⑥手术的不足：该术式需要连同前列腺部位尿道一同切除、前列腺创面与膀胱、尿道均相通、手术后有早期出血，且需要气囊尿管牵引压迫及膀胱冲洗等处理，其方法繁琐，效果不佳，膀胱痉挛使患者痛苦较大，难以忍受。手术后有血尿、尿道狭窄、尿失禁、排尿困难、射精障碍等并发症。拔除尿管后仍有数周至数月的尿频、尿痛等症状。

（2）经耻骨后前列腺摘除术

经耻骨后前列腺摘除术经下腹部正中行纵形切口，不切开膀胱，于耻骨后间隙内直视下摘除增生的前列腺部分，适用于所有前列腺增生和膀胱颈部梗阻的患者。

①手术的优点：可以在直视下进行手术、止血彻底，尤其是前列腺窝内可以精确止血。术中、术后出血少、尿失禁和性功能障碍的发生率低。

②手术的不足：手术视野暴露较困难，操作难度较大，对前列腺中叶增生明显者、前列腺纤维化、合并有膀胱结石、憩室、异物、肿瘤的患者不适用此术式。

有一种改良的保留尿道的经耻骨后前列腺摘除术，其特点是术中保留完整的尿道。因为这种术式由 Madigan 在 1974 年提出，所以又称 Madigan 手术。1990 年 Dixon 等报道了 Madigan 前列腺摘除术，从解剖及组织学基础上避免了经耻骨上前列腺摘除术需要同时切除前列腺部位尿道的不足。我国学者 1994 年也报道了 Madigan 前列腺摘除术。

Madigan 前列腺摘除术在手术前留置三腔单气囊导尿管，下腹正中行切口，游离耻骨后间隙，在前列腺前壁中部横行缝合两排丝线，使之形成矩形，在矩形框内切开前列腺包膜，在包膜下钝性分离增生腺体的前面、侧面和后面，切开前联合部达到尿道外，游离出尿道，依次将增生腺体的两侧叶及中叶切除而完整保留尿道。严格止血后，耻骨后放置负压引流管。

①手术的优势：由于手术中保留了完整的尿道，手术后尿液不会外漏，前列腺窝内出血也不会进入膀胱，且手术后不需要进行膀胱冲洗，减轻了膀胱刺激症状，而且保留完整的膀胱颈可以防止逆行射精等优点。

②手术的不足：暴露范围窄、操作空间小、出血使视野不清、腺体残留、尿道损伤、阳痿发生率高等。Madigan 前列腺摘除术要求前列腺包膜永久敞开，不做缝合，其目的是加强引流及防止日后腺体复发压迫尿道。有资料表明，Madigan 前列腺摘除术手术后复发率高于其他术式。

（3）经会阴前列腺摘除术

经会阴前列腺摘除术的路径是经会阴切口到达前列腺，然后将前列腺摘除。该术式由 Young 于 1903 年提出，也称 Young 术，优点是侵袭少、能直接到达前列腺、直视下手术操作、损伤小、恢复快等；缺点是手术操作比较复杂、创面容易污染、不易止血、术后阳痿发生率高。所以目前很少应用，该术式适用于全身情况较差或既往接受过腹部手术的患者。

（4）双侧睾丸摘除术

双侧睾丸摘除术可以减少雄性激素的分泌，从而达到抑制良性前列腺增生乃至前列腺缩小的目的。其优点是创伤小、出血少、恢复快、可以在局麻下完成手术，对于有严重心、肺、脑等疾病不能承受其他手术或麻醉的患者，该术式不失为一种合适的选择，而且该术式适合在基层医院开展（大部分患者疗效满意），同时该术式也经常应用于前列腺癌患者手术去势的治疗。

目前，接受开放手术治疗良性前列腺增生的患者越来越少，其原因是医疗设备不断更新和完善，虽然良性前列腺增生微创手术在不断地创新和改进，且经尿道微创手术对患者有创伤小、恢复快等优点，但是对于前列腺体积大于 80g 的患者，考虑到手术后的效果，开放手术仍是重要的选择之一，尤其是在基层医院。另外，在其他术式操作过程中引起前列腺大出血时，转开放手术是最好的处理方法。

34. 经尿道前列腺电切术治疗良性前列腺增生的优势与不足

经尿道前列腺电切术是通过一个薄的环状电极产生足够能量的高频电流，在电切镜的直视下对增生的前列腺组织产生切割和止血作用。欧美及我国均已明确将经尿道前列腺电切术认定为良性前列腺增生外科治疗的"金标准"，但由于激光技术的迅猛发展和完善，目前接受经尿道前列腺电切术治疗的患者正在逐年下降，这对经尿道前列腺电切术的"金标准"地位形成了一定的冲击，但目前尚没有一种更完善的手术方法可以完全替代经尿道前列腺电切术成为治疗良性前列腺增生新的"金标准"。

①经尿道前列腺电切术的方法：患者取截石位，用 5% 葡萄糖液作为手术中膀胱冲洗液。从尿道外口插入 30°观察镜，观察前列腺和精阜的位置，使用 220W 功率的电切和电凝，在截石

位 5～7 点处用电切环切出一条标志沟，切断并电凝前列腺动脉，再以滚轴状切除前列腺右侧叶、左侧叶和尖部，以环形纤维为标志，直达前列腺包膜为止，然后再修整切割面使之平整和光滑，仔细电凝止血，冲洗出切割的前列腺组织送病理检查。留置 22F 三腔气囊导尿管，气囊内注水 30ml 牵引固定，用生理盐水持续冲洗膀胱。

②经尿道前列腺电切术的优点：由于腔镜技术的高速发展，经尿道前列腺电切术具有手术时不用切开皮肤、皮下及肌层组织、手术方便快捷、电切镜插入尿道后可直接进行手术、手术范围小、创伤小、手术速度快、对患者全身影响小、术后恢复快、并发症少、手术适应证多、住院时间短等优点。

③经尿道前列腺电切术的不足与并发症：该术式需要特殊的设备、对手术操作者的技术要求较高，不仅要求熟练掌握解剖学知识，更要求有熟练的腔镜操作技能和经验。手术中有可能由于前列腺包膜穿孔导致尿瘘、大出血（需要输血者为 2%～8%），且腺体切割不足或残留者占 20%～25%、经尿道电切综合征发生率为 2%～10.25%、经尿道电切综合征死亡率为 0.6%～1.6%、膀胱颈部穿孔或尿道直肠瘘发生率为 0.75%～1.6%、手术后膀胱痉挛者占 45%～85.6%、尿路感染者为 3%～9%、急性附睾炎者发生率为 3%～6%、排尿困难者为 2.8%～12%、性功能障碍者为 12%～31%、逆行射精发生率为 65%～70%、精液量减少者为 90%～95%、尿失禁者为 1%～2.2%、手术后谵妄者为

1.3%～2.9%、下肢静脉血栓形成者占 0.4%～2%、急性肺栓塞发生率为 0.5%～2.1%、急性肺栓塞病死率为 25%～50%、晚期并发症有尿道狭窄发生率为 1.7%～3.8%、膀胱颈狭窄发生率为 0.3%～9.2%、膀胱颈挛缩发生率为 7.8%、瓣膜形成及腺体残留再次手术者为 4.4%、手术后复发率为 6%～19%。

廖国栋等报道 1086 例经尿道前列腺电切术患者手术中转为开放手术者 39 例（3.59%），其主要原因为无法控制的出血和手术视野不清（28 例，占 71.79%）。在多因素分析中，前列腺体积大于 85ml、切透前列腺外科包膜、泌尿系严重感染与转为开放手术呈相关性。

经尿道电切综合征是经尿道前列腺电切术中最严重的并发症，若不及时识别和处理可危及患者生命。经尿道电切综合征的发生率为 2%～10.25%，其先兆发生率为 0.66%，表现为患者烦躁、鼻塞、血压升高、意识障碍等，之后症状主要表现为恶心、呕吐、胸闷气促、心律紊乱、视力模糊、神智迷乱等。其原因可能与电切过程中灌洗液经电切创伤面大量吸收而产生低钠血症有关。另外，手术操作中如果切破包膜形成穿孔，由于包膜外为较多的静脉血管、组织疏松，容易造成静脉窦破裂，冲洗液可经破口直接进入体循环，或经过疏松的腹膜后间隙外渗，再进入血液循环。由此可造成冲洗液的非正常吸收，引起体循环负荷迅速升高，造成严重的稀释性低钠血症。如不及时补钠和利尿，即出现上述一系列症状，严重者可以出现肺水肿和循环衰竭。因此，对于巨大前列腺经尿道前列腺电切术中如有困难，必须及时终止手术，以免造成严重并发症。一般强调手术尽可能控制在 1 小时内完成。经尿道前列腺电切术的并发症发生率为 15% ～ 20%，约 20% ～ 25% 的患者需要再次手术，分析认为与切除前列腺组织相对不完全有关，而切除过多，可能损伤括约肌，导致尿失禁的发生。另外，患者并发症发生率与手术操作医生的经验与熟练程度密切相关。

经尿道前列腺电切术仍然是欧美治疗良性前列腺增生的首选方法，但是由于激光汽化手术所占比例逐年升高，经尿道前列腺电切术应用率在逐年下降。虽然各种新的经尿道激光微创手术方式不断出现，且大量的医学文献报道，这些新术式在疗效和安全上均不逊于经尿道前列腺电切术，但是其循证医学证据强度不高，系统评价方法也不一致，样本量小，纳入文献质量参差不齐，还需要多中心长期的随访研究和观察，尤其是对新术式远期并发症的研究。经尿道前列腺电切术设备相对低廉，且在我国普及率很高。目前证据尚不足以完全支持新技术取代传的经尿道前列腺电切术，期待不远的将来出现公认的、新的术式成为治疗良性前列腺增生新的"金标准"。

35. 良性前列腺增生微创激光手术治疗进展

自 20 世纪末至今，在 10 余年时间里，泌尿外科先后出现 4 种可供前列腺手术使用的新型激光器：钬激光、绿激光、铥激光、2 μm 激光。它们的出现对沿用 60 余年的前列腺外科"金标准"，即经尿道前列腺电切术构成了巨大挑战。

（1）钬激光

钬激光的工作递质是掺有稀有金属钬元素的镱－铝－石榴石（yttrium aluminum garnet，YAG），其方式为氪闪烁光源照射。镶嵌在 YAG 晶体上的钬被激活后，产生脉冲式近红外激光，其波长为 2140nm。与钇铝石榴石晶体（Nd：YAG）激光相反，此波长的钬激光可被组织中的水分强烈吸收。

钬激光于 1995 年开始应用于临床，当时与 Nd：YAG 激光联合使用，其功率为 30W。Gilling 等采用这种联合激光治疗 110 例良性前列腺增生患者，治疗结果与单用 Nd：YAG 激光相近，除用于较小前列腺外，手术时间长，术后再导尿率为 5%～20%，部分患者因尿路刺激症状需要口服镇痛药，其不良后果是由于 Nd：YAG 激光较强的凝固效应所致。随后 Gilling 等改变光纤，用钬激光对前列腺行组织消融做出一个腔道来，即所谓钬激光前列腺切除（holmium laser ablation of the prostate，HoLAP）手术，而 Nd：YAG 激光仅用来止血。1998 年 Gilling 等发现术中 Nd：YAG 激光并非必需，钬激光本身就具有较好的止血作用，只需将光纤头退离出血点数毫米，即可以非接触方式有效地产生凝固止血作用。此后，粉碎器的出现和改进，使得钬激光前列腺剜除术 HoLEP 成为钬激光的主流术式，该手术特点是利用钬激光的切割效应，经尿道将前列腺整块剜除，推入膀胱粉碎后吸出。HoLEP 手术有如下优点：①手术即刻去除部分梗阻尿道的前列腺软组织，产生一个宽大的经尿道前列腺电切术样腔道；②术中极少出血，术野清晰；③无经尿道前列腺电切术综合征发生；④光纤可反复使用；⑤可粉碎各种泌尿系结石。HoLEP手术不足之处：①学习曲线较长，医生难以掌握；②粉碎切下大块组织耗时费力；③术后留置导尿管时间长；④术后排尿困难是最常见的并发症，发生率为 10%；⑤ 75% ～ 80% 的患者出现逆行射精，没有术后勃起功能障碍的报道。

（2）绿激光

绿激光的主要工作递质是分布在 YAG 基础晶体中的钾钛磷酸盐晶体。因该激光波长为 532nm 是一种绿色光，故有绿激光之称。此激光波长较 YAG 激光缩短一半，频率增加 1 倍。绿激光的特点是几乎不为水所吸收，但易被氧化血红蛋白选择性吸收，因此绿激光手术被称为选择性绿激光前列腺汽化术。对于富含血管的腺体组织，激光可以快速汽化，激光光凝效应可以很好地进行止血，故可以得到良好的手术视野，保证手术基本在无血视野中进行，更易于术者的操作。

最初绿激光应用于临床也是与 Nd：YAG 激光联合使用的，当时，绿激光的功率仅 30W，手术结果并不理想。2002 年初，美国 Laserscope 公司推出 80W（峰值功率 280W）的绿激光器，使得绿激光的诸多优点得到更充分发挥。该手术操作的特点是以非接触方式近距离（2mm 以内）照射，即像装修时刷墙那样用光斑刷照射前列腺组织表面，使组织逐渐汽化至包膜。如有出血可将光纤头后撤 2 ～ 3mm 或将激光功率降至 30W 照射，即可有效止血。手术成功的技巧是光纤头尽量靠近组织而不接触组织。

2005 年瑞士的 Alexander 等报道行绿激光前列腺切除术后 3 ～ 6 个月有 7.8% 的患者并发尿道狭窄，部位多在尿道球、膜部。经尿道前列腺绿激光汽化术在治疗良性前列腺增生方面有许多优点：①整个手术操作相对于钬激光要容易得多，术中基本无出血，不会发生经尿道前列腺电切术综合征；②术中只需用无菌水或生理盐水做膀胱充盈递质；③手术时间短，术后即时见效，多数患者不需持续膀胱冲洗；④ 40% 患者术后不需插管或插管者于 24 小时内拔管；⑤与开放、电切手术相比，绿激光术后 3 ～ 4 天患者即可恢复日常工作，逆向射精、阳痿、尿失禁等并发症少；⑥可作为门诊手术开展。但是，该技术还存在一些缺陷，如手术后无标本送病理检查、专用光纤价格高等。

（3） 2 μm 铥激光

2 μm 铥激光是目前临床常用的、效果较好的一种微创手术方法。

①工作原理：2 μm 铥激光手术系统是激光微创手术的新进展，在物理学原理上，基于水对 2 μm 铥激光的高吸收。人体组织细胞中大部分是水，当激光照射到组织上时，强大的能量瞬间被水吸收，产生强烈的物理效应，从而达到汽化切割、去除组织的功能。在水环境中，2 μm 铥激光工作范围在光纤前端 2 mm 以

内，以外组织不受损伤，且 2 μm 铥激光在组织中止血效果好，不会导致严重的组织水肿和坏死等不良反应。2 μm 铥激光对组织的汽化切割方式与钬激光的"爆炸撕裂"式切割和绿激光的"汽化"方式均不一样，它是以局部汽化模式将组织逐块切割下来，组织切块的大小可由术者控制。水对 2 μm 铥激光的吸收率是钬激光的 2.5 ～ 3 倍，与钬激光脉冲工作模式截然不同，由于止血效果好，手术视野清楚，切下的组织碎片可以送病理检查。传统观点认为，尿路上皮再生是良性前列腺增生手术后尿道修复的关键，但是对其修复的确切方式仍不清楚。

②手术方法：经尿道 2 μm 铥激光连续波手术操作系统功率为 60 ～ 120 W，常用 70 ～ 80 W，激光波长 2 μm，通过 550 μm 的光纤传输能量。患者在连续硬膜外麻醉下，取截石位，冲洗液为生理盐水，在连续冲洗切除镜和显示屏直视下，观察前列腺、精阜解剖形态和位置，并了解膀胱内情况。设计好切除位置后，调整激光纤维末端使其接触到前列腺组织表面，为了扩大操作视野，一般首先切除前列腺的中叶，在 5 点、7 点位置分别做汽化切开，深度达外科包膜的沟槽为标志，电切沟上达膀胱后唇、下抵精阜上缘，并在精阜上缘采用一横切口使两切线相连，而后将整个前列腺中叶在包膜平面逆向推入膀胱。切除左侧叶时，在 12 点处于精阜平面前方切一条深度达外科包膜的沟槽，并与 5 点处的沟槽在精阜平面前方汇合，将整个前列腺左叶在包膜平面逆向推入膀胱，同法自 7 点处切除前列腺右侧叶。修整前

列腺尖部，有出血点随时汽化止血。术中将切除的前列腺组织由激光分割为 10 mm 小块，用冲洗器负压吸出送病理检查。术后留置 20 ～ 24F 三腔气囊尿管，用生理盐水持续或间断膀胱冲洗 24 小时。

③适应证与禁忌证

适应证：良性前列腺增生引起膀胱刺激症状及膀胱出口梗阻症状，如尿频、排尿困难、夜间排尿次数增多、膀胱剩余尿量多于 50 ml 及尿潴留等；梗阻症状明显，尿流率检查异常，尿量在 150 ml 以上，最大尿流率＜ 10 ml/s；梗阻引起反复尿路感染、血尿、继发膀胱结石、腹股沟疝等；梗阻导致上尿路积水和肾脏功能损害；经尿道前列腺电切术的部分手术禁忌证，如较轻的心脑血管疾病和安装起搏器的患者。

禁忌证：严重的出血性疾病；未经控制的严重泌尿系感染；长段尿道狭窄；膀胱肿瘤或巨大膀胱结石；神经源性膀胱；前列腺癌；严重的心、脑、肺、血管疾病。

④疗效优势与存在问题：切除增生前列腺组织的多少是影响良性前列腺增生治疗长期疗效的关键因素之一。2 μm 铥激光治疗良性前列腺增生的优势有：与钬激光的单一切割、绿激光的单一汽化功能相比，2 μm 铥激光避免了它们的缺点，具有上述两种激光的优点，将连续波的高效和快速汽化结合在一起。同时，2 μm 铥激光具备高度的安全性，在水环境中，其工作范围在光纤前端 2 mm 以内，光纤前端 2 mm 范围以外的组织不会受到损

伤，操作安全性高；2 μm 铥激光在汽化切割组织中穿透深度只有 0.3 mm，而且去除组织后留下的切缘可以形成 1 mm 左右的凝固层，起到有效的止血效果，手术出血少、视野清晰，也不会导致严重的组织水肿、坏死后腐肉形成引起的刺激症状等；手术中应用生理盐水冲洗液，避免了前列腺电切综合征等严重手术并发症，对手术时间无明显限制；手术中无电流形成，避免了电损伤，对安装心脏起搏器及放置冠状动脉支架患者也可以应用 2 μm 激光；手术后留置尿管 3 ～ 9 天、膀胱间断冲洗 1 ～ 2 天，患者恢复快，术后住院时间 3 ～ 5 天；减少了尿路感染、尿道狭窄和对性功能的影响；操作技术较开放手术与前列腺电切手术容易掌握；综上所述，2 μm 铥激光手术是高龄老年良性前列腺增生患者比较安全的一种微创手术方法。

存在问题：手术中需要间断抽出工作镜、减低膀胱压力；切割前列腺组织的速度较慢，切割角度、深度、范围不容易准确掌握；切割的前列腺组织有炭化、量少、块小，不利于送病理组织学检查；缺少以大样本为基础的多中心研究；缺少手术后长期临床观察与随访资料，远期疗效及下尿路症状改善情况等有待进一步观察；虽有出血、感染、尿道狭窄、尿失禁、排尿困难等术后并发症的报道，但尚缺乏对并发症发生率及其应对策略的详细资料。

2 μm 铥激光汽化手术治疗良性前列腺增生是经尿道微创治疗良性前列腺增生的方法之一。传统经尿道微创治疗良性前列腺增生的方法还有冷冻、注射药物、照射、高能聚焦、超声、微波、射频、针刺消融、前列腺扩张、记忆合金支架、经尿道前列腺电切术、Nd：YAG 激光、钬激光、绿激光等。但是，无论哪种方法都不能代替开放手术。良性前列腺增生患者手术后症状无改善的原因有一半是膀胱功能的问题，术前应行尿流动力学检测。

36. 良性前列腺增生患者留置导尿管的注意事项

良性前列腺增生患者由于增生引起膀胱颈部梗阻，容易并发排尿困难和残余尿增多，特别是患者在受凉、饮酒、憋尿等情况下会引起交感神经兴奋，加重梗阻，此时如果不及时治疗，前列腺进一步充血水肿，易发生急性尿潴留。据估计 70 岁以上患者中有 1/10、80 岁以上患者中有 1/3 在 5 年内会发生急性尿潴留。急性尿潴留是良性前列腺增生患者面临的严重问题，1/3 出现的患者需行经尿道前列腺电切术治疗。急性尿潴留发生的常见原因：排尿时受到的阻力较大，机械性或动力性梗阻；膀胱过度充盈、药物影响和神经性因素。前列腺梗死在急性尿潴留的发生中起到重要作用。急性尿潴留患者前列腺炎发生率为 54.7%，下尿路梗阻症状为 28.9%，而前列腺炎是首次发生急性尿潴留的重要因素。急性尿潴留最直接的解决办法是留置导尿管，引流尿液，解除梗阻，留置导尿管还可以防止由于急性尿潴留诱发其他疾病。

由于前列腺增生腺体压迫尿道和前列腺内丰富的 α-肾上腺素能受体，在交感神经受刺激后，可使前列腺收缩和张力增高，致膀胱颈部因腺体增生导致狭窄的出口进一步阻塞而引起尿潴留。尿潴留后一般采用导尿来解除梗阻，而在短时间内膀胱颈部梗阻不会马上解除，因此，需保留导尿管 3～5 天，因为前列腺引起梗阻的动力性因素未解除，容易再发尿潴留，而反复插尿管导尿，易损伤尿道黏膜而引起出血，增加感染。另外，需同时口服 α-受体阻滞剂及抗感染药物，以尽快解除梗阻。不能手术的患者应行永久性膀胱造口，定期换管，减少感染。

留置导尿管会因为尿路感染、疼痛、出血、尿道狭窄、尿道结石和气囊不能放水而导致拔管困难等并发症。有急性感染、尿道狭窄及重度良性前列腺增生者往往插管困难，须在尿管内置硬性引导丝，才有可能插入。操作中，应严格无菌操作，插导尿管禁止反复操作，如插入困难，应行耻骨上膀胱穿刺造口，留置导尿管后要定时放尿，以锻炼膀胱的排尿功能。

对于良性前列腺增生患者，无论是行开放手术，还是行腔内手术，一般都需留置导尿管，留置导尿管时间应依据不同的手术方式来决定。一般腔内手术保留尿管时间为 1 周左右，开放手术保留尿管时间为 1～2 周。由于手术对前列腺部尿道有损伤，其恢复和重建尿道的连续性需要一定时间，过早拔除尿管，尿液对创面有侵蚀和损害，不利于创面的愈合，容易出现感染、出血、尿道狭窄等并发症，可根据医生的临床经验、尿液冲洗的颜色判断前列腺窝内伤口出血情况，及时将气囊内水逐渐减少至 5～10 ml 后将导尿管留置，这样可减少术后患者膀胱刺激症状。患者应用的尿管应为质量高的三腔或二腔气囊尿管。另外，在试图拔除导尿管前还应先行定时夹管，而不是直接拔管，避免拔管后不能排尿而再行插管。

导尿后住院治疗还是带导尿管回家，各国的做法差异较大。法国有 69% 和俄罗斯约 80% 的患者导尿后住院治疗，而在墨西哥有 22%、丹麦 25%、荷兰 27% 患者住院治疗。如果留置导尿管 1～3 天后拔除，23%～40% 的患者能排尿。在英国的一项研究中，73.9% 的患者 2 天后拔除尿管，有 2.9% 的急性尿潴留患者接受即刻手术。拔管失败后，68.7% 的患者再次插管并在稍晚时候接受手术，11.7% 的患者再次试行拔除导尿管。

37. 良性前列腺增生手术后膀胱冲洗是保证手术成功的重要措施

无论用哪种方法行良性前列腺增生手术，手术都有一定的创面，有创面就有潜在出血、渗血的可能性。因此，术后膀胱冲洗显得尤为重要，可以防止坏死组织碎块和血块阻塞尿管。若尿管阻塞，尿液引流不畅，引起尿液潴留，膀胱过度充盈，压力异常增高，将使伤口愈合受到严重影响，甚至引起继发出血。出血后的血块不能及时被冲洗出来，使梗阻加重，形成恶性循环，将产生严重的结果，有时需第 2 次打开膀胱。因此，术后一定要保持引流管的通畅。根据患者情况，适时调整膀胱冲洗的速度和冲洗频率，确保引流管不被坏死组织碎块和血块阻塞，这对于减少手术后并发症，保证手术成功是非常重要的。

（1）膀胱冲洗液的选择：传统冲洗液有 0.9% 氯化钠、0.02% 呋喃西林溶液等。研究发现，呋喃西林对 107 种细菌最小杀灭浓度也要超过 200 mg/ml，说明不能起到杀菌作用，用 0.9% 氯化钠冲洗膀胱没有增加感染率。

（2）膀胱冲洗液温度的选择：持续膀胱冲洗的温度在 (35.5±1.5)℃ 最为适宜，温度过低易诱发体温低及膀胱痉挛，温度过高易增加出血量。有学者证明，经尿道前列腺电切术后持续膀胱冲洗液的温度为 30 ～ 37℃ 最佳，也有研究表明，持续膀胱冲洗的最佳温度为 25 ～ 29℃。因此，选择适宜的温度，可减少并发症的发生。

（3）膀胱冲洗压力和速度的选择：冲洗液对膀胱壁的压力主要与冲洗的流速和冲洗器的悬挂高度有关，冲洗速度过快，可造成对膀胱壁的机械性损伤，冲洗器与膀胱平面低于 40 cm 时，膀胱内压力较小，不易冲净膀胱内的血凝块及残存组织碎片；超过 80 cm 可导致患者出现呼吸困难、发绀、脑水肿、肺水肿，血压突然升高，甚至出现意识障碍、烦躁不安等。冲洗速度一般 80 ～ 140 滴 / 分，若引流液颜色鲜红，出血量多，可直线滴入，滴速可达 300 滴 / 分以上，若引流液呈浅红色，滴速可调至 80 ～ 100 滴 / 分；如果引流液转清后，滴速调至 40 ～ 80 滴 / 分，对患者生命体征无影响。因此，液体袋与膀胱平面距离 50 ～ 60cm 较为理想，冲洗速度可根据引流液的颜色而调节。膀胱冲洗的时间：持续膀胱冲洗的时间不宜太长，冲洗时间主要视引流液的颜色而定，术后48～72小时肉眼血尿消失，可停止膀胱冲洗，一般冲洗2～5天。

（林红兰　张永青　李燕宁　整理）

38. 良性前列腺增生手术后膀胱痉挛的防治

膀胱痉挛常由于紧张、焦虑、手术创伤、膀胱冲洗、前列腺窝内气囊牵引压迫及留置尿管的刺激、血凝块阻塞、冲洗液温度过低刺激膀胱平滑肌而引起。膀胱痉挛的防治应加强与患者的沟通，冲洗前向患者解释冲洗的目的及必要性，告知家属注意事项，关注患者的感受，消除紧张因素，防止或减少膀胱痉挛的发生。保持管道的通畅，引流液的颜色鲜红，出血量多，应加快冲洗速度，防止血凝块的产生，经临床实践证明，冲洗液的温度在30～35℃，可减少膀胱痉挛的次数和强度。

膀胱痉挛是良性前列腺增生开放性手术后令人头痛的并发症之一，有时做腔内手术同样也会发生，在术后3天内使用镇痛泵，对解除伤口疼痛效果较好，但对膀胱痉挛有时仍然没有特别的疗效。一般处理是用山莨菪碱（654-2）等解痉剂，现在用M-受体阻滞药物效果也不错，代表药物是舍尼亭，每次2mg，每日1～2次，口服。但还是有很多患者不能解决问题。其发生机制目前还不是很明了，一般认为和膀胱三角区受压、膀胱颈部缝线刺激及异物（导尿管）有关，所以一般术后导尿管牵拉 1 天就及时松解，同时，减少气囊内的注水，一般术中气囊注水 30 ml，这时就可以减少到 10 ～ 15 ml，这样可减少对膀胱三角区的压迫，有利于预防和解除痉挛。另外，膀胱内如果有血块要及时清除，因为这也是引起痉挛的一个重要原因。当然，导尿管对膀胱来说是个异物，因尿管刺激，患者往往会发生膀胱痉挛，特别在夜间，引起下腹部膀胱区持续性或阵发性绞痛，有明显的排便感，这时容易引起前列腺窝内渗血，引流出的尿液颜色变深红，患者容易紧张，要向其解释病情，关心、体贴患者，嘱患者张口深呼吸，运用放松疗法分散患者注意力，适当给予镇痛药物或减慢冲洗速度，也可直肠内给药，以消炎镇痛。

由于前列腺及尿道部位血液丰富，前列腺手术后，容易引起出血，尤其是开放手术后，加上保留尿管或留置膀胱造口管，使患者觉得不便活动，且担心活动后易引起出血，而经常在术后数天仍卧床休息，甚至在床上连翻身都不敢。其实，这对患者很不利，由于行良性前列腺增生手术的患者年龄较大，常合并有其他疾病，并且前列腺术中和术后都应用较多止血药物，如长时间卧床，将影响血液循环，使血流缓慢，容易形成血栓。因此，患者前列腺手术后，应积极配合医务人员指导，早期进行正确的康复锻炼。患者尽早下床锻炼有利于康复和减少术后并发症。

39. 良性前列腺增生伴发相关疾病的治疗

良性前列腺增生常伴发膀胱结石、膀胱肿瘤、尿道狭窄、腹股沟斜疝等疾病，是否同期手术治疗，临床医生意见不一致。

（1）良性前列腺增生合并膀胱结石的治疗

膀胱结石形成常常与良性前列腺增生所致的膀胱颈出口梗阻有关，膀胱结石本身也可造成膀胱颈口梗阻，因此，同期处理良性前列腺增生和膀胱结石，泌尿外科医生意见不一致，但由于各医院器械不同，手术方式有所不同。临床报道的有耻骨上经膀胱前列腺摘除和膀胱取石术、经尿道膀胱机械碎石、经尿道膀胱气压弹道碎石加经尿道前列腺电切术、经尿道膀胱激光碎石加经尿道前列腺电切术、经尿道前列腺电切术加耻骨上经膀胱取石术等。相比之下，腔镜操作的损伤较小。Aron 等通过对比研究发现，采用耻骨上经膀胱置入 30F 操作鞘加经尿道前列腺电切术方法处理良性前列腺增生合并较大的膀胱结石，比经尿道膀胱碎石加经尿道前列腺电切术要安全、快速。对于结石最大径 < 2.5 cm 者可采用单纯经尿道膀胱碎石加经尿道前列腺电切术，对结石最大径 > 2.5 cm 尤其是多发结石者，经尿道取石，不仅费时，而且易加重膀胱黏膜的损伤，因此推荐先行经尿道前列腺电切术，然后采用耻骨上小切口膀胱切开取石术。

（2）膀胱肿瘤合并良性前列腺增生的治疗

膀胱肿瘤合并良性前列腺增生患病率较高，国内有关资料统计高达 8%。膀胱肿瘤合并良性前列腺增生的治疗倾向于同期手术治疗，以往使用的方法为膀胱部分切除加经尿道前列腺电切术，能否同期行经尿道膀胱肿瘤加前列腺电切术，目前存在争议。有学者认为，良性前列腺增生引起下尿路梗阻易合并尿路感染、结石，是膀胱肿瘤产生、发展和复发的重要原因，同期手术解除下尿路梗阻可有效降低术后膀胱肿瘤的复发。也有学者认为膀胱肿瘤与良性前列腺增生同时电切治疗可能导致前列腺窝及膀胱造口的肿瘤种植，膀胱肿瘤电切不如膀胱部分切除彻底，增加了膀胱肿瘤复发的机会。

牛文斌等认为，前列腺电切后腺窝表面焦痂无血液供应，肿瘤组织不易黏附种植，用 Ellick 冲洗器反复冲洗膀胱内切除组织，可防止脱落或切下的肿瘤组织在膀胱内残留，术后辅以化疗药物灌注保留 1～2 小时杀灭可能存在的肿瘤细胞，从而有效防止肿瘤细胞种植，而膀胱部分切除术有发生切口种植转移的可能。复查发现电切术后复发的膀胱肿瘤并不在原位，说明同期电切术并没有增加膀胱肿瘤的复发机会。

膀胱肿瘤合并良性前列腺增生多见于老年患者，由于全身情况较差，心、肺、肝、肾功能减退，不能耐受长时间的手术。同期电切膀胱肿瘤及良性前列腺增生具有手术时间短、创伤小、术后恢复快、无肿瘤切口种植转移等优点。对于肿瘤较大并有较严重心血管疾病和肺功能障碍难以接受开放手术的患者，虽不能达到根治的目的，但可减少出血、缓解病情、改善生活质量。此外，同期电切膀胱肿瘤和增生的前列腺可大大减轻患者两次麻醉及手术的痛苦，减少治疗费用。

同期电切膀胱肿瘤和增生的前列腺应注意以下几个方面：原则上膀胱镜能够达到的、低级别低分期的膀胱肿瘤都适合采取经尿道膀胱肿瘤电切术。尤其适宜于：①直径为 0.5～2.0 cm 的膀胱肿瘤；② T_2 期以下的膀胱肿瘤；③膀胱容量在 150 ml 以上者；④高龄且伴有内科疾病而不能耐受开放性手术者。随着技术的不断提高，目前许多浸润性膀胱癌也可以用经尿道膀胱肿瘤电切术治疗。

（3）良性前列腺增生合并尿道狭窄的治疗

损伤、感染引起的尿道狭窄及特发性尿道狭窄患者随着年龄增长有可能并发良性前列腺增生，而良性前列腺增生患者有可能因医源性操作导致尿道狭窄。医源性尿道狭窄主要原因有长期留置导尿、反复尿道扩张及内镜操作等，因此，良性前列腺增生合并尿道狭窄临床并不少见，而尿道狭窄直接影响经尿道前列腺电切术操作。

对于良性前列腺增生合并尿道狭窄的治疗，除尿道外口狭窄直接行尿道外口扩张或切开术外，其他部位无论狭窄段长短均以先置入导丝为宜，然后在内镜直视下沿导丝引导应用冷刀逐渐切开，必要时配合使用 Otis 刀，以防进入假道。切开程度应满足电切镜镜鞘顺利通过。尿道内切开术结束后应仔细观察病情，如患者生命体征平稳，继续行经尿道前列腺电切术。

（4）良性前列腺增生合并腹股沟疝的治疗

以往认为良性前列腺增生手术和腹股沟疝修补术一般不要同时进行，主要原因是良性前列腺增生引起的排尿困难是腹股沟疝形成和复发的诱因之一，因此，在进行腹股沟疝修补术之前应先处理良性前列腺增生。此外，良性前列腺增生开放手术是污染手术，而腹股沟疝修补术是清洁手术，两种手术同时进行，有可能导致疝修补术因感染而失败。

经尿道前列腺电切术治疗良性前列腺增生具有无切口、创伤小的优点，可避免术中疝修补术中的感染，有利于良性前列腺增生和腹股沟疝的同期治疗。李新德等报道经尿道前列腺电切术同时采用聚丙烯网片行无张力腹股沟疝修补术 28 例，临床效果满意。另一组报道 30 例手术过程顺利，术后恢复良好，进一步说明经尿道前列腺电切术与腹股沟疝修补术可同期进行。至于术中先行经尿道前列腺电切术还是先行疝修补术，李新德等认为，当这两种疾病并存时，良性前列腺增生是主要问题，因此建议先行经尿道前列腺电切术，如手术顺利、病情平稳，再改平卧位重新消毒铺巾行腹股沟疝修补术；如经尿道前列腺电切术过程不顺利，疝修补术可留待二期处理。术后应积极消除影响腹压增高的因素，尿管留置时间应较单纯经尿道前列腺电切术长，以 7 ~ 9 天或腹部切口愈合为宜。

（5）良性前列腺增生合并混合痔的治疗

良性前列腺增生合并混合痔是老年人常见病、多发病。经尿道激光切除前列腺手术治疗良性前列腺增生疗效较好，创伤小，并发症少，是治疗良性前列腺增生较理想的微创手术。吻合器痔上黏膜环切钉合术治疗混合痔安全有效，手术及住院时间短、恢复快、并发症少。良性前列腺增生合并混合痔同期行经尿道激光前列腺切除术和吻合器痔上黏膜环切钉合术，可充分发挥两种手术创伤小、恢复快、住院时间短等优点。

40. 前列腺动脉栓塞术治疗良性前列腺增生存在争议

（1）前列腺动脉栓塞术的原理和优点：前列腺动脉栓塞术是一种新兴的治疗良性前列腺增生的微创技术，其理论依据是栓塞前列腺动脉引起前列腺组织缺血、坏死、凋亡，使前列腺体积缩小，从而缓解良性前列腺增生引起的下尿路症状。前列腺动脉栓塞术的优势包括创伤小、无需全麻或硬膜外麻醉、不经尿道途径、无出血风险、住院时间短甚至无需住院、可以重复治疗、不影响其他治疗等。尤其适用于一般情况差、不适合行外科手术治疗的高龄患者。

（2）前列腺动脉栓塞术的发展：2000 年，DeMeritt 等报道 1 例前列腺动脉栓塞术治疗良性前列腺增生导致血尿和尿潴留的患者，术后效果满意，随访 1 年前列腺体积缩小 40%，下尿路梗阻症状缓解，提示前列腺动脉栓塞术可以治疗良性前列腺增生。2013 年，Pisco 等报道前列腺动脉栓塞术治疗良性前列腺增生 89

例后成功率为 97%，手术后 6 个月、12 个月患者症状改善率分别为 78% 和 76%，未出现严重并发症。2015 年，Wang 等用其方法治疗 117 例前列腺体积大于 80 ml 的良性前列腺增生患者，成功率为 93.2%，手术后随访 24 个月，临床症状改善率为 91.7%。Wang 等认为前列腺体积大于 80 ml 的良性前列腺增生患者更适合行前列腺动脉栓塞术治疗，并认为先用 50μm 栓塞颗粒栓塞前列腺动脉远端，再用 100μm 栓塞颗粒栓塞前列腺动脉近端效果最好。2016 年，Pisco 等报道 630 例患者行前列腺动脉栓塞术治疗后随访 6.5 年，中期和长期临床成功率分别为 81.9% 和 76.3%。

（3）前列腺动脉栓塞术的适应证和禁忌证：目前国际上尚无统一的前列腺动脉栓塞术治疗良性前列腺增生的适应证和禁忌证，以下是根据不同的报道总结的经验。

适应证：诊断明确的良性前列腺增生；年龄大于 50 岁；有中重度下尿路梗阻症状，国际前列腺症状评分大于 18 分，最大尿流率小于 12 ml/s，生活质量大于 3 分；药物治疗 6 个月无效；前列腺体积大于 40g；前列腺特异性抗原＞ 4ng/ml，行前列腺穿刺排除前列腺癌；存在外科治疗的禁忌证、高风险因素或者拒绝外科治疗的患者。

禁忌证：膀胱逼尿肌功能障碍；神经源性膀胱；尿道狭窄；膀胱结石＞ 2 cm；膀胱憩室＞ 5 cm；对碘造影剂过敏；严重肾功能不全；严重泌尿系感染；不能纠正的凝血功能障碍。

（4）前列腺动脉栓塞术后并发症：前列腺动脉栓塞术后大部

分并发症为自限性，无需特殊处理。严重的并发症主要为误栓临近脏器动脉，如误栓阴茎动脉、膀胱动脉导致缺血，但这仅有个案报告。准确识别前列腺动脉、选择合适的栓塞材料是防止误栓的关键，栓塞前采用成像技术明确前列腺动脉开口、起源及与临近重要脏器动脉（阴茎动脉、膀胱动脉），如动脉共干不可避开时，可以用微型钢丝圈对临近血管保护性栓塞。

应该指出的是，这项技术的开展应该有专业的介入放射科医生和泌尿外科医生共同完成。医生在选择患者时应该严格掌握适应证。目前，前列腺动脉栓塞术治疗良性前列腺增生的方法和效果仍然存在一定的争议，但这项技术在治疗良性前列腺增生合并顽固性出血的患者中值得在临床上推广和应用。

女性良性前列腺增生的诊断与治疗缺乏统一的标准和共识

41. 女性良性前列腺增生的概念

前列腺是男性生殖系统的附属性腺，女性虽然没有前列腺，但也有类似前列腺的组织。在女性膀胱出口的周围存在一些腺体组织，其结构与男性的前列腺类似，这些腺体组织在胚胎时期与男性的前列腺来源于同一胚胎组织，其分泌物的成分与男性前列腺液的成分相同。因此，临床上将女性膀胱周围类似男性前列腺的组织称为前列腺样组织，因其在临床症状上与男性良性前列腺增生相似，故又称为"女性良性前列腺增生"，也有人称为女性前列腺病、膀胱颈部梗阻、膀胱颈部增生等。

在临床表现方面，女性良性前列腺增生是一种与男性前列腺炎、良性前列腺增生十分类似的病症，多由于女性前列腺的非特异性炎症、膀胱颈部纤维缩窄、肌肉增生和神经病变等诸多因素导致膀胱颈部梗阻，从而引起一系列如尿频、尿急、尿痛、排尿困难等症状。膀胱超声检查对女性良性前列腺增生具极高的诊断价值，或者行膀胱镜和病理学检查即可明确诊断。

42. 女性良性前列腺增生的解剖生理学研究

早在 1672 年，Graff 曾提出女性前列腺这一说法，描述其为女性尿道附近与男性前列腺同源的小腺体，并指出其能够产生使女性性欲增强的黏液性分泌物。19 世纪末，Skene 发现女性尿道远端近尿道口处有 2 个小管开口，并发现了小管相连的腺体（即 Skene 尿道旁腺）。之后很多学者认为 Skene 尿道旁腺与男性前列腺具有同源性，称 Skene 尿道旁腺为女性前列腺。

20 世纪 40 年代，妇产病理家 Huffman 详细研究了尿道旁腺的解剖结构，他将女性尿道及周围软组织进行连续切片观察，并构建了尿道旁腺的蜡样模型。后来通过对尸体的研究，他发现该腺体及周围组织常有炎性表现，偶有腺瘤、腺癌的发生，腺体囊肿可能发展成为尿道憩室。1996 年，Gittes 和 Nakamura 对女性脑死亡病例的尿道周围组织进行连续切片研究（包括纵切和横切），证实了女性前列腺的存在，并发现女性前列腺检测有前列腺特异性抗原的阳性表达。随后，Zaviacic 等用电子显微镜对女性前列腺的超微结构进行观察，发现腺腔内覆盖着具有粗短微纤毛的高柱状分泌细胞，胞质内富有分泌泡、高尔基体、粗面内质网和线粒体，表明该类细胞具有活跃的分泌功能；在分泌细胞和基底膜之间可见基底细胞，细胞质密集，富有粗面内质网和线粒体，细胞核内可见染色质边集和散在的核仁；在这两类细胞之间还存在过渡性细胞，表明基底细胞不断更新分泌细胞。从女性前列腺的超微结构可以看出，成年女性前列腺和男性前列腺一样是具有功能的泌尿生殖系统器官。

随着前列腺特异性组织化学染色等技术的发展，很多研究表明，Skene 尿道旁腺与男性前列腺具有同源性。Zaviacic 运用了多种方法检测了 Skene 尿道旁腺和男性前列腺 7 种水解酶、8 种氧化还原酶的分布特点和活性，结果发现男性前列腺组织表达的酶类在 Skene 尿道旁腺均有表达，并且酶的分布与活性比较一致，进一步证实了 2 个腺体的同源性。

2000 年，Zaviacic 和 Ablin 等用免疫组化方法检测，发现前列腺特异性抗原标记广泛存在于 Skene 尿道旁腺，他们极力主张用"女性前列腺"这一名称代替"Skene 尿道旁腺"。2006 年，Subramanlan 等用磁共振扫描 1 例先天性肾上腺皮质增生症造成女性假两性畸形患者（14 岁）的生殖系统，发现患者的前列腺包绕于尿道周围，形态非常类似于男性前列腺，并且拥有典型的前列腺带性结构。提示在胚胎早期即给予雄激素刺激，女性前列腺可以像男性前列腺那样发育、生长。

女性膀胱颈梗阻亦称膀胱颈挛缩，又称女性前列腺病或女性良性前列腺增生，以年老患者居多。患者因膀胱出口处梗阻可发生进行性排尿困难。如未及时诊断处理，可导致上尿路积水或合并感染，而致肾损害。当然本病患病率低。研究还发现，除女性生殖系统外，女性下尿路和盆底均有广泛的雌激素受体分布，雌激素对于维持女性下尿路的结构和功能有重要意义。在绝经期和绝经后期，由于体内雌激素水平的下降，将引起女性尿路结构和功能的改变，并可导致女性良性前列腺增生的发生，这种病变也可能由于膀胱颈部长期慢性炎症，黏膜充血肥厚，黏膜下有白细胞浸润，而妨碍逼尿肌收缩及膀胱颈的舒张，而产生梗阻。

43. 女性良性前列腺增生病因与病理变化复杂

（1）病因：女性良性前列腺增生的病因和发病机制比较复杂，主要因为：①尿道的长期慢性炎症刺激，使膀胱颈部的黏膜和黏膜下层水肿，显微组织增生，膀胱颈部的平滑肌增生、肥厚；②女性尿道周围腺体和男性前列腺同源，随年龄的增长，中老年女性体内的雌激素水平下降，性激素水平失衡导致尿道周围腺体增生肥厚产生梗阻。

（2）女性良性前列腺增生的病理学改变：不少女性良性前列腺增生患者的膀胱颈部切除标本有平滑肌纤维增生肥大，有的病例膀胱颈部的平滑肌组织被大量弹性纤维组织取代，还有一些病例的膀胱颈部病理切片中，可见增生的腺体，与男性良性前列腺增生相似。另外，膀胱颈部黏膜下炎性细胞浸润、水肿增厚，部分有鳞状上皮化生。

中老年女性绝经对尿道黏膜的影响主要是黏膜萎缩变薄，血管纹理减少，黏膜苍白。女性尿道结缔组织的主要成分是Ⅰ型胶原，绝经后尿道胶原减少，尿道弹性消失变硬。盆底结缔组织中有较多的雌激素受体，绝经后雌激素减少，盆底组织松弛、尿道周围支持组织变薄，可使膀胱及尿道移位，尿道长度变短，膀胱出口呈漏斗状，关闭不全，促使尿失禁发生，补充雌激素可恢复尿道胶原含量。

膀胱的变化表现在结缔组织，特别是女性膀胱颈周围的致密纤维组织变得疏松无弹力，围绕尿道和膀胱颈的腺体和导管萎缩，最终膀胱功能衰退，膀胱容量减小，残余尿增多，并出现不能克制的膀胱收缩。另外，由于尿道黏膜变薄，腺体萎缩，加之尿道黏膜下组织松弛，尿道变短，尿道黏膜脱出外翻，膀胱内残余尿增多，阴道口致病菌滋生，抵抗力下降，容易发生反复的尿路感染。

44. 女性良性前列腺增生的临床表现

女性良性前列腺增生患者的主要症状类似男性良性前列腺增生，如排尿困难。早期为排尿迟缓，尿流缓慢，尿线变细，逐步发展为排尿费力；晚期出现尿潴留，亦可出现遗尿和尿失禁，常合并尿路感染。病情严重者可出现双肾积水及慢性肾功能不全。对下尿路研究显示，有83.4%的男性和89.4%的女性存在一个或多个下尿路症状，尤其是夜尿和尿失禁等储尿期症状困扰患者。

（1）夜尿：有 64% ～ 89.4% 的老年女性有夜尿症状，每夜至少要排尿 2 ～ 3 次。50 岁以上的女性，夜尿就开始增加，绝经前和绝经后妇女夜尿的发生率分别为 16% 和 25%。夜尿增多可能与肾功能减退，尿液浓缩功能降低有关，也可能与膀胱容量减少有关。

（2）剩余尿量：老年妇女残余尿增多，而年轻女性则无此现象。可能与膀胱功能减退和尿道弹性降低有关。

（3）膀胱容量减少：年轻女性膀胱容量一般为 500 ～ 600 ml，而老年妇女仅为 250 ml 左右，尿液积聚超过其容量就会引起不受抑制的膀胱收缩，即尿意。雌激素缺乏可影响下尿路的感觉。老年妇女尿意发生的时间较迟，常在尿液积聚已达膀胱充盈时才感尿意。而年轻女性一般在膀胱充盈一半时即感尿意，尿意发作较早，膀胱充盈后一般也不发生不受抑制的膀胱收缩。

（4）尿失禁：女性尿失禁的发生率为 5% ～ 43%，尿失禁通常在绝经后发生或恶化。

（5）尿路感染：反复发作的尿路感染，在绝经后女性至少有 20% 会发生尿路感染。老年女性尿道炎是一种与老年性阴道炎相似的改变，口服小剂量的雌激素可作为正规抗感染治疗的辅助方法。此外，老年女性常有尿频、尿急、灼热、排尿困难主诉，但检查并无尿道感染，尿培养也查不到致病菌，这主要是由于老年妇女膀胱、尿道发生了一系列解剖上的改变，干扰了膀胱的功能，引起膀胱排尿障碍，这称为尿道综合征。

45. 女性良性前列腺增生的检查与诊断

中年以上女性出现进行性排尿困难者应考虑女性良性前列腺增生，同时结合以下检查以帮助诊断。

（1）尿液规检查及细菌培养。

（2）膀胱尿道镜检查是确诊本病最主要最可靠的方法。膀胱内可见到明显的小梁、小室等病变。此外，尚可见到膀胱颈部黏膜僵硬水肿，颈口后唇突起，形成一个陡峭的堤，有时可见膀胱颈呈环形狭窄，内口呈领圈样突起。

（3）超声检查对该病是一种简便可行的诊断方法。超声声像图表现：正常膀胱颈纵切可见前后壁汇合处略增厚，回声减低，呈尖向下的等腰三角形，横切显示膀胱与阴道壁间可见一横径< 1.5 cm，前后径< 1.0 cm 的椭圆形低回声团。

女性良性前列腺增生患者声像图表现为膀胱颈部低回声团增大、饱满。超声诊断女性良性前列腺增生标准：膀胱颈部低回声团增大，纵切示膀胱颈口尖向下的三角形低回声团增厚，呈唇样向膀胱内凸起，横切示膀胱颈低回声团饱满形如男性前列腺，横径≥ 1.5 cm，前后径≥ 1.0 cm，周长≥ 3.5 cm。在诊断中应与膀胱肿瘤、单纯性尿道炎相鉴别。膀胱肿瘤团块多较大，结合团块所在的部位、与膀胱壁的关系，以及回声特点，多角度扫查，可以区分该处低回声团是否来自膀胱壁，彩色多普勒血流显像可探及肿块的血流信号。膀胱颈肥厚与单纯性尿道炎均表现为膀胱颈径线增大，但炎症还可表现为全程尿道壁增厚，内膜毛糙，回声

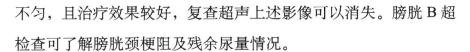

不匀，且治疗效果较好，复查超声上述影像可以消失。膀胱 B 超检查可了解膀胱颈梗阻及残余尿量情况。

（4）上尿路检查。对可疑有上尿路损害者均应做静脉肾盂造影或 ECT 肾图检查，以了解肾功能，观察上尿路的功能及形态改变，可见到颈部僵硬，开放不完全及颈部狭窄，有的可见到膀胱输尿管反流。

（5）尿流动力学检查。尿流动力学检查是诊断女性良性前列腺增生的最好方法，但诊断标准不统一。Chassagne 等将最大尿流率＜ 12 ml/s，最大尿流率时逼尿肌压力≥ 20 cmH$_2$O 作为本病的诊断标准；Lanack 等将最大尿流率＜ 11 ml/s，最大尿流率时逼尿肌压力≥ 21 cmH$_2$O 作为本病的诊断标准；2004 年国际尿控学会制定的标准为最大尿流率＜ 12 ml/s，最大尿流率时逼尿肌压力≥ 25 cmH$_2$O。这项国际尿控学会制定的标准适于临床，诊断准确率最高。

（6）鉴别诊断：女性良性前列腺增生常被误诊为尿道综合征、尿路感染或生殖系统肿瘤，而采用抗生素和抗焦虑等药物治疗，这不仅延误了治疗时机，还给患者带来经济和精神负担。应注意与膀胱肿瘤、单纯性尿道炎、尿道狭窄、神经源性膀胱、尿道综合征、尿道息肉等相鉴别。膀胱肿瘤团块多较大，结合团块所在的部位、与膀胱壁的关系、回声特点、血流信号等可加以鉴别。膀胱颈肥厚与单纯性尿道炎均表现出膀胱颈径线增大，但炎症还可表现为尿道全程壁增厚，内膜毛糙，回声不匀，可通过询问病史，结合体格检查、实验室检查及超声、膀胱尿道镜、尿动力学等检查进行鉴别诊断。

46. 女性良性前列腺增生的治疗原则

目前，女性良性前列腺增生的治疗缺乏共识和规范的标准与方案，治疗原则可根据患者的病情轻重、有无合并感染及肾功能情况选择下列治疗方法：

（1）一般治疗：合并感染者在充分引流尿液的同时，选用有效的抗生素控制感染。可联合应用 α- 受体阻滞药，如盐酸坦洛新 0.2 mg，口服，1 次 / 日。有肾损害者，应引流尿液使肾功能恢复或稳定后再选用其他的方法。

（2）激素治疗：雌三醇由于对子宫内膜无作用，不至于引起子宫内膜癌，因此较常使用。一般剂量为 4 ～ 10 mg/d，口服。也可从阴道给药，每日用雌二醇 50 μg 即有效，非常安全。

（3）膀胱颈 Y-V 成形术：该术式通过膀胱颈 Y 形切开、V 形缝合以扩大膀胱颈的管腔，但对尿道短于 3 cm 者不宜采用，因术后易发生尿失禁。

（4）经尿道膀胱颈后唇切除术：可行电切或激光手术，切除范围不宜过深过长，否则有可能形成膀胱阴道瘘和尿失禁。

（5）经尿道膀胱颈部电切术适应证：经尿道膀胱颈部电切术的应用要严格掌握适应证，其适应证有：①排尿困难症状明显，药物治疗或尿道扩张等治疗效果较差；②残余尿量 > 50 ml；

③合并反复发作的尿路感染；④有慢性肾功能不全、双侧上尿路扩张或膀胱输尿管反流；⑤无须开放手术治疗的膀胱合并症。

（6）经尿道膀胱颈部电切术注意事项：在行膀胱颈部电切时应注意：①根据膀胱颈口狭窄情况，选择电切方式；②膀胱内冲洗液量不超过 200 ml，使膀胱处于近似排空状态，以保持膀胱与尿道的解剖关系不变，防止切除或切开膀胱颈口组织过多，而使女性尿道缩短，出现尿失禁；③在电切的过程中，发现出血点应及时止血，保持视野清晰；④应准确掌握电切深度，当挛缩组织被完全切断或切除时（见到浆膜脂肪组织），应立即停止切割，否则将发生冲洗液外渗，甚至切穿直肠或阴道，形成膀胱阴道瘘、直肠瘘；⑤女性患者在电切时，行膀胱颈口切沟或膀胱颈口下半环挛缩组织切除术，切除尿道的长度应在 1.5 cm 左右，2 cm 以内，防止术后尿失禁的发生。应该加强对患者的手术后管理及随访。

参考文献

1. 张琳琳，杨帆，张铁辉．良性前列腺增生流行病与病因学研究进展．中华泌尿外科杂志，2014，35（8）：635-636.

2. 李德邦．雌激素及雌激素受体与前列腺疾病的关系．中国男科学杂志，2018，32（3）：64-67.

3. 王云亮，蒋玉清，郭跃先．慢性炎症在良性前列腺增生发病机制中的作用．河北医药，2018，40（2）：280-282.

4. Gandaglia G，Briganti A，Gontero P，et al. The role of chronic prostatic inflammation in the pathogenesis and progression of benign prostatic hyperplasia (BPH). BJU Int，2013，112（4）：432-441.

5. Fusco F，Arcaniolo D，Restaino A，et al.Prevalence of chronic prostatic inflammation based on clinical diagnostic criteria in a real-practice setting：a nation-wide observational study.Minerva Urol Nefrol，2017，69（5）：509-518.

6. Chiu YL，Kao S，Lin HC，et al. Benign prostatic enlargement is not associated with diabetes：a population-based study. Andrology，2015，3（5）：933-936.

7. Vignozzi L，Gacci M，Maggi M. Lower urinary tract symptoms，benign prostatic hyperplasia and metabolic syndrome. Nat Rev Urol，2016，13（2）：108-119.

8. Chen Z，Miao L，Gao X，et al. Effect of obesity and hyperglycemia on benign prostatic hyperplasia in elderly patients with newly diagnosed type 2 diabetes. Int J Clin Exp Med，2015，8（7）：11289-11294.

9. 李海平．海上健康体检人群高尿酸血症与高血压、高血糖、高血脂的相关性分析．医学理论与实践，2017，30（5）：760-761.

10. 刘灿，黄雨晴，余雪菊，等．高龄男性原发性高血压患者高尿酸血症患病率调查及相关因素分析．中华老年心脑血管病杂志，2016，18（3）：251-253.

11. De Nunzio C，Presicce F，Tubaro A. Inflammatory mediators in the development and progression of benign prostatic hyperplasia.Nat Rev Urol，2016，13（10）：613-626.

12. Roosen A，Gratzke C，Herrlemann A，et al. Etiology and pathophysiology of benign prostate hyperplasia. Urology A，2013，52（2）：186-192.

13. Ficarra V，Rossanese M，Zazzara M，et al. The role of inflammation in lower urinary tract symptoms (LUTS) due to benign prostatic hyperplasia (BPH) and its potential impact on medical therapy. Curr Urol Rep，2014，15（12）：463.

14. Izumi K，Mizokami A，Lin WJ，et al. Androgen receptor roles in the development of benign prostate hyperplasia. Am J Pathol，2013，182（6）：1942-1949.

15. 沈文，胡卫列．局部缺血缺氧与良性前列腺增生．中国男科学杂志，2009，23（6）：71-72.

16. 徐全升，于明娟，张树良，等．公务员正常体检前列腺疾病现状分析．河北医药，2017，39（20）：3161-3164.

17. 王健，任海林．对良性前列腺增生病因的再认识．西部医学，2016，28（2）：155-157.

18. Russo GI，Cimino S，Castelli T，et al. Benign Prostatic Hyperplasia，Metabolic Syndrome and Non-Alcoholic Fatty Liver Disease：Is Metaflammation the Link.Prostate，2016，76（16）：1528-1535.

19. Zhao S，Tang J，Shao S，et al. The Relationship between Benign Prostatic Hyperplasia/Lower Urinary Tract Symptoms and Mean Platelet Volume：The Role of

Metabolic Syndrome. Urol Int，2016，96（4）：449-458.

20. Ren H，Li X，Chen G，et al. The effect of ros in prostatic stromal cell under hypoxic environment. Aging Male，2015，18（2）：84-88.

21. 孙超，薛向东，汪柏林，等 . 良性前列腺增生与代谢综合征的相关性研究 . 中国医科大学学报，2015，44（1）：15-19.

22. 帅平，沙莎，刘玉萍，等 . 不同诊断标准下健康体检者代谢综合征的流行特征及危险因素分析 . 成都医学院学报，2015，10（6）：668-673.

23. 徐杰，呼双琴 . 前列腺体积与良性前列腺增生老年患者糖尿病之间的关系研究 . 国际泌尿系统杂志，2017，37（2）：237-240.

24. 李荣均，伍建锋，刘映云，等 . 中老年男性代谢综合征与良性前列腺增生关系的研究 . 国际泌尿系统杂志，2017，37（4）：495-498.

25. 朱波，李勐 . 中老年男性人群代谢综合征和良性前列腺增生的相关性分析 . 医学临床研究，2014，（11）：2140-2142.

26. 李欣，马寿宏 . 代谢综合征与良性前列腺增生发病风险相关性分析及药物疗效评价 . 中华老年医学杂志，2014，33（4）：385-388.

27. Vignozzi L，Gacci M，Maggi M. Lower urinary tract symptoms，benign prostatic hyperplasia and metabolic syndrome. Nat Rev Urol，2016，13（2）：108-119.

28. Baykam MM，Aktas BK，Bulut S，et al. Association between prostatic resistive index and cardiovascular risk factors in patients with benign prostatic hyperplasia.Kaohsiung J Med Sci，2015，31（4）：194-198.

29. Kim WT，Yun SJ，Choi YD，et al. Prostate size correlates with fasting blood glucose in non-diabetic benign prostatic hyperplasia patients with normal testosterone levels. J Korean Med Sci，2011，26（9）：1214-1218.

30. Cyrus A，Kabir A，Goodarzi D，et al. Impact of metabolic syndrome on response to medical treatment of benign prostatic hyperplasia.Korean J Urol，2014，55（12）：814-820.

31. 张亚群，刘明，王建业，等.老年良性前列腺增生夜尿病因分类和相关因素分析.中华老年医学杂志，2010，29（11）：884-886.

32. 王建龙，张耀光，万奔.中国14城市泌尿外科门诊良性前列腺增生患者下尿路症状调查.中华全科医生杂志，2015，14（4）：256-260.

33. 谢涛，谢群，韩耕宇，等.良性前列腺增生并急性尿潴留行尿动力学检查时机的选择.医学临床研究，2016，3（7）：1379-1382.

34. 吴冠林，王健，陈国俊.良性前列腺增生伴膀胱过度活动症的研究进展.临床医药文献杂志，2017，4（40）：7913.

35. 王金万，王海龙.尿流动力学检测在列腺增生治疗效果评价中的应用研究.陕西医药杂志，2015，44（8）：957-958.

36. 雷霆，唐明忠，江铎，等.良性前列腺增生患者膀胱顺应性相关尿流动力学指标的影响因素.现代泌尿外科杂志，2014，19（8）：525-527.

37. 杨星亮，赵江，冯观贵，等.静态尿道压力图对良性前列腺增生所致膀胱出口梗阻的诊断价值.第三军医大学学报，2014，36（8）：821-824.

38. 那彦群，孙光.中国泌尿外科学疾病诊断治疗指南.北京：人民卫生出版社，2014.

39. 宋波.膀胱肌源性兴奋异常在膀胱过度活动症发病机制中的作用及意义.中华医学杂志，2013，93（42）：3329-3330.

40. Birder LA，Ruggieri M，Takeda M，et al. How does the urothelium affect bladder function in health and disease? ICI-RS 2011. Neurourol Urodyn，2012，31（3）：293-299.

41. Kang M，Kim M，Choo MS，et al. Urodynamic Features and Significant Predictors of Bladder Outlet Obstruction in Patients With Lower Urinary Tract Symptoms/Benign Prostatic Hyperplasia and Small Prostate Volume. Urology，2016，89：96-102.

42. 刘芳，杨小荣，刘焕兵，等 . 老年良性前列腺增生合并糖尿病患者的尿流动力学检测 . 中国老年学杂志，2016，36（2）：342-343.

43. 温东海，吕军，肖远松，等 . 多导联尿流动力学检查在良性前列腺增生伴发其他疾病的诊治价值 . 中国男科学杂志，2015，15（9）：63-67.

44. 赖维奇，宋才勇 . 老年良性前列腺增生患者的尿流动力学检测 . 医学前沿，2017，7（3）：50-53.

45. 邢栋，胡克邦，梁学清 . 高龄良性前列腺增生中小体积前列腺伴膀胱出口梗阻患者的尿动力学特点 . 中国老年学杂志，2017，18：4633-4634.

46. 付文强，李志军 . 探讨经直肠超声引导下前列腺穿刺活检的临床分析研究 . 中国医药指南，2017，15（3）：58-59.

47. 高益萍，王省白，万伟荣，等 .1.5T MR 高 b 值 DWI 诊断早期前列腺癌的临床价值研究 . 中国医学计算机成像杂志，2016，22（2）：148-151.

48. 姚雪艳 . 1.5T MR 多 b 值 DWI 在前列腺中央腺体癌与良性前列腺增生鉴别诊断中的应用 . 中国数字医学，2017，12（5）：97-99.

49. 操啸 . 多排螺旋 CT 对良性前列腺增生的诊断价值分析 . 医学影像及检验，2017，10：428.

50. 黎喜 . 多排螺旋 CT 对良性前列腺增生诊断的探讨 . 影像诊断与介入放射学，2009，12（2）：85-86.

51. 王国昭 . 探究飞利浦 1.5T MR 多序列对良性前列腺增生与前列腺癌的诊断

价值.影像研究与医学应用，2018，2（4）：26-27.

52.廖文华，张杨贵，何旭升，等.MRI与CT诊断不同病理分期前列腺癌患者的准确率对比.中国CT和MRI杂志，2016，14（3）：81-83.

53.卢开池.16排螺旋CT增强扫描诊断前列腺癌.中国医药指南，2013，11（9）：509-510.

54.殷少龙，徐庆森，赵春龙，等.64排螺旋CT前列腺全器官灌注成像的临床研究.中外医学研究，2012，10（28）：43-45.

55.肖扬锐，李炳荣，刘建平.应用药物代谢动力学模型评价前列腺不同组织的MRI增强作用.中国生化药物杂志，2017，37（8）：344-346.

56. Peyronnet B，Seisen T，Phé V，et al. Lower urinary tract symptoms related to benign prostatic hyperplasia and erectile dysfunction：A systematic review. Presse Med，2017，46（2 Pt 1）：145-153.

57. Egan KB. the epidemiology of benign prostatic hyperplasia associated with lower Urinary tract symptoms：prevalence and incident rates. Urol Clin North Am，2016，43（3）：289-297.

58.赵文永.合并前列腺炎的良性前列腺增生的临床分析.大家健康，2017，11（24）：77.

59.苏鸿学，刘明，王建业.良性前列腺增生合并慢性前列腺炎临床分析.中华老年医学杂志，2007，26（9）：664-666.

60.郑三国.前列腺特异性抗原检测对良性前列腺增生合并前列腺炎患者的临床意义.中国现代药物应用，2016，10（14）：44-45.

61.谢锡滨.合并前列腺炎的良性前列腺增生的临床疗效观察.吉林医学，2016，37（9）：2210-2211.

62. 田洪阳，刘宇，候铁汉，等 . 良性前列腺增生合并前列腺炎的临床分析及 MMP-9 的表达与意义 . 中国现代医学杂志，2015，25（12）：49-53.

63. 罗卫平 . 良性前列腺增生合并前列腺炎的治疗方法及疗效分析 . 临床医药文献电子杂志，2016，3（51）：10106.

64. 虞永江，夏佳，钱苏波，等 . 慢性前列腺炎患者前列腺电切术后下尿路症状及膀胱颈挛缩发生的临床研究 . 中国男性学杂志，2017，13（5）：12-14.

65. 张瑞，燕培荣，黄勤洲 . 前列腺按摩液中炎性因子联合降钙素原检测对细菌性前列腺炎的诊断价值 . 国际泌尿系统杂志，2016，36（5）：708-710.

66. 黄卫，陈小艳，徐德强，等 . 5 型磷酸二酯酶抑制剂治疗良性前列腺增生 / 下尿路症状研究回顾与进展 . 医学新知杂志，2018，28（1）：67-69.

67. 陆琼，朱瑜洁，张敏 . 良性前列腺增生药物虹膜松弛综合征的相关分析 . 临床眼科杂志，2017，25（1）：64-65.

68. 张德才，王宝勇 . 肾上腺素对白内障术中虹膜松弛综合征的作用 . 河北医药，2014，36：1042-1044.

69. Singh DV, Mete UK, Mandal AK, et al. A comparative randomized prospective study to evaluate efficacy and safety of combination of tamsulosin and tadalafil vs. tamsulosin or tadalafil alone in patients with lower urinary tract symptoms due to benign prostatic hyperplasia. J Sex Med, 2014, 11（1）：187-196.

70. Fawzi A, Kamel M, Salem E, et al. Sildenafil citrate in combination with tamsulosin versus tamsulosinmonotherapy for management of male lower urinary tract symptoms due to benign prostatic hyperplasia：A randomised, double-blind, placebo-controlledtrial. Arab J Urol, 2016, 15（1）：53-59.

71. Wang X, Wang X, Li S, et al. Comparative effectiveness of oral drug

therapies for lower urinary tract symptoms due to benign prostatic hyperplasia: a systematic review and network meta-analysis.PLoS One, 2014, 9 (9): e107593.

72. 孟佳林.细胞因子与 CP/CPPS 的关系研究进展.国际泌尿系统杂志, 2017, 37 (3): 442-445

73. 陈晶, 王建忠, 梁朝朝.慢性前列腺炎相关免疫指标的变化及意义.安徽医学, 2018, 39 (2): 241-244.

74. 康家旗, 杨永姣, 王先浩, 等.中国泌尿外科医生慢性前列腺炎诊治行为十年变化.中国男科杂志, 2018, 32 (3): 17-22.

75. 王文帅, 孙刚.我国部队中前列腺炎的流行病学研究进展.解放军预防医学杂志, 2018, 36 (6): 814-816.

76. 王培宇.Ⅲ型前列腺炎发病机制中细胞因子研究进展.国际泌尿系统杂志, 2017, 37 (4): 596-599.

77. 孙亚东.浅论对慢性前列腺炎患者进行病原微生物检测与药敏试验的临床意义.当代医药论丛, 2017, 15 (6): 119-120.

78. 黄君艳.慢性前列腺炎与精液检验质量的相关性探讨.中国继续医学教育, 2017, 9 (7): 42-43.

79. 苏丹, 孟晓, 康坦坦.慢性前列腺炎对精液检验质量的影响.中国保健营养, 2017, 27 (19): 40-41.

80. 江元元, 徐望明.影响男性精液质量的因素分析.中国生育健康杂志, 2018, 29 (2): 178-182.

81. 黄宏双, 郑晓娴, 谢锦来.组织学前列腺炎对良性前列腺增生患者尿动力学参数及尿潴留的影响.福建医科大学学报, 2015, 4: 236-238, 248.

82. 齐芳, 黄高翔, 周雪娟, 等.慢性非细菌性前列腺炎发病机制的研究进展.广西医科大学学报，2017，34（8）：1274-1249.

83. Reece AS.Dying for love：Perimenopausal degeneration of vaginal microbiome drives the chronic inflammation malignat treasformation of benign prostatic hyperplasia to prostatic adenocarcinoma. Med-Hypotheses，2017，101：44-47.

84. Kulchavenya V，Shevchenko SY，Cherednichenko AG. Diagnosis and treatment of cystitis：more question than answeres.Urologiia，2016，（5）：37-42.

85. Bozhedomov VA. Chronic prostatitis：a new paradigm of treatment. Urologiia，2016，（3 suppl 3）：78-90.

86. Zaitsev AV，Pushkar DY，Khodyreva LA，et al. Bacterial proststitis and prostatic fibrosis：modern view on the treatment and prophylaxis. Urologiia, 2016, (4)：114-120.

87. Kholtobin DP, Kuchavenya DP, Khomyakow BT. Cancer and genitourinary tuberculosis (literature and clinical observations) . Urologiia, 2016,(4)：106-109.

88. Komeev LA. Russian experience with vitaprost fort suppositories in patients with lower urinary tract symptos and benign prostatic hyperplasia：comparative analysis of studies. Urologiia，2017，（3）：138-144.

89. Daniunaite K，Dubikaityte M，Gibas P，et al. Clinical significance of miRNA host gene promoter methylation in prostate cancer. Hum-Mol-Genet，2017，26（13）：2451-2461.

90. Zylla D，Steele G，Cupta P. A systematic review of impact of pain on overall survival in patients with cancer. Suport Care Cancer，2017，25（5）：1687-1698.

91. Mizoguchi S，Mori K，Wang Z，et al. Effects of estrogen receptor beta

stimulation in a rat model of non-bacterial prostatic inflammation.Prostate, 2017, 77 (7):
803-811.

92. Gallo L. The effect of a pure anti-inflammatory therapy on reducing prostate-specific antigen levels in patients diagnosed with a histologic prostatitis. Urology, 2016, (94): 198-203.

93. Topac H, Koktas S, Basal S, et al. A prospective controlled study to determine the duration of anibiotherapy in the patients with elevated serum PAS levels. Minerva Urol Mefrol, 2016, 68 (3): 270-274.

94. Giunchi F, Jordahi K, Bollito E, et al. Interpathologist concordance in the histological diagnosis of focal prostatic atrophy lesions, acute and chronic prostatitis, PIN, and prostate cancer. Virchows Arch, 2017, 470 (6): 711-715.

95. Salvino JM, Srikanth YW, Lour R, et al. Novel small mdecule guanidine sigmal inhibitors for advanced prostate cancer. Bioorg Med Chem Lett, 2017, 15 (10): 2216-2220.

96. Neimark AL, Tachalov MA, Neimark BA, et al. X-ray guided endcvascular surgery in patients with benign prostatic hyperplasia and prostate cancer. Urologiia, 2017, (1): 54-60.

97. Campos Juannatey F, Portillo Martin JA, Gomez LR, et al. Patologia estenotica no traumatic de la uretra posterior. Actas Urol Esp, 2017, (1) 41: 43.

98. 马全福. 经尿道 2μm 铥激光手术治疗良性前列腺增生. 中华保健医学杂志, 2014, 16 (5): 335-336.

99. 马全福, 陈燕. 前列腺疾病防治专家谈 .3 版 . 北京：人民军医出版社, 2016.

100. 刘克普，门群利，张更，等.经尿道钬激光碎石术联合 1470nm 半导体激光前列腺气化治疗良性前列腺增生合并膀胱结石的效果.临床医学研究与实践，2019，4（1）：6-8.

101. 赵克栋，郭宗华，孔东波.MGMT 基因多态性与前列腺癌的 Meta 分析.现代肿瘤医学，2019，27（1）：98-103.

102. 徐国良，焦志灵，李路鹏，等.血清 TPSA 检测在慢性前列腺炎临床分型诊断中的价值.临床身心疾病杂志，2019，25（1）：114-117.

103. 任静.血清脂联素和脂蛋白相关磷脂酶 2 水平与晚期前列腺癌化疗效果及临床预后的相关性.检验医学与临床，2019，16（1）：38-41.

104. 田海军，黄怡丹，许丹，等.血管损害危险因素与老年人前列腺体积的相关性分析.中华保健医学杂志，2019，21（1）：20-23.

105. 温海东，吕军，肖元松.多导联尿流动力学检查在良性前列腺增生伴发其他疾病的诊治价值.中国男科学杂志，2015，（9）：63-67.

106. 马全福.前列腺炎马全福 2019 观点.北京：科学技术文献出版，2019.

出版者后记
Postscript

　　科学技术文献出版社自 1973 年成立即开始出版医学图书，40余年来，医学图书的内容和出版形式都发生了很大变化，这些无一不与医学的发展和进步相关。《中国医学临床百家》从 2016 年策划至今，感谢 600 余位权威专家对每本书、每个细节的精雕细琢，现已出版作品近百种。2018 年，丛书全面展开学科总主编制，由各个学科权威专家指导本学科相关出版工作，我们以饱满的热情迎来了《中国医学临床百家》丛书各个分卷的诞生，也期待着《中国医学临床百家》丛书的出版工作更加科学与规范。

　　近几年，中国的临床医学有了很大的发展，在国际医学领域也开始崭露头角。以北京天坛医院牵头的 CHANCE 研究成果改写美国脑血管病二级预防指南为标志，中国一批临床专家的科研成果正在走向世界。但是，这些权威临床专家的科研成果多数首先发表在国外期刊上，之后才在国内期刊、会议中展现。如果出版专著，又为多人合著，专家个人的观点和成果精华被稀释。为改变这种零落的展现方式，作为科技部所属的唯一一家出版机构，我们有责任为中国的临床医生提供一个系统展示临床研究成果的舞台。为此，我们策划出版了这套高端医学专著——《中国医学临床百家》丛书。

"百家"既指临床各学科的权威专家，也取百家争鸣之义。

丛书中每一本书阐述一种疾病的最新研究成果及专家观点，按年度持续出版，强调医学知识的权威性和时效性，以期细致、连续、全面展示我国临床医学的发展历程。与其他医学专著相比，本丛书具有出版周期短、持续性强、主题突出、内容精练、阅读体验佳等特点。在图书出版的同时，同步通过万方数据库等互联网平台进入全国的医院，让各级临床医师和医学科研人员通过数据库检索到专家观点，并能迅速在临床实践中得以应用。

在与作者沟通过程中，他们对丛书出版的高度认可给了我们坚定的信心。北京协和医院邱贵兴院士说"这个项目是出版界的创新……项目持续开展下去，对促进中国临床学科的发展能起到很大作用"。中国人民解放军第二军医大学孙颖浩校长表示"我鼓励我国的泌尿外科医生把自己的创新成果和宝贵的经验传播给国内同行，我期待本丛书的出版"；北京大学第一医院霍勇教授认为"百家丛书很有意义"。我们感谢这么多临床专家积极参与本丛书的写作，他们在深夜里的奋笔，感动着我们，鼓舞着我们，这是对本丛书的巨大支持，也是对我们出版工作的肯定，我们由衷地感谢作者的支持与付出！

在传统媒体与新兴媒体相融合的今天，打造好这套在互联网时代出版与传播的高端医学专著，为临床科研成果的快速转化服务，为中国临床医学的创新及临床医师诊疗水平的提升服务，我们一直在努力！

科学技术文献出版社